ANKE PRECHT

Federleichte
Gedanken

GEGEN DAS

KOPF-
KARUSSELL

IN DER NACHT

INHALT

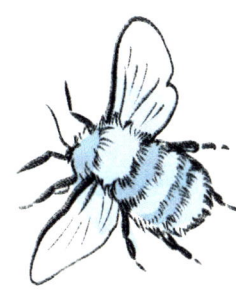

TSCHÜSS,
GEDANKENKARUSSELL!

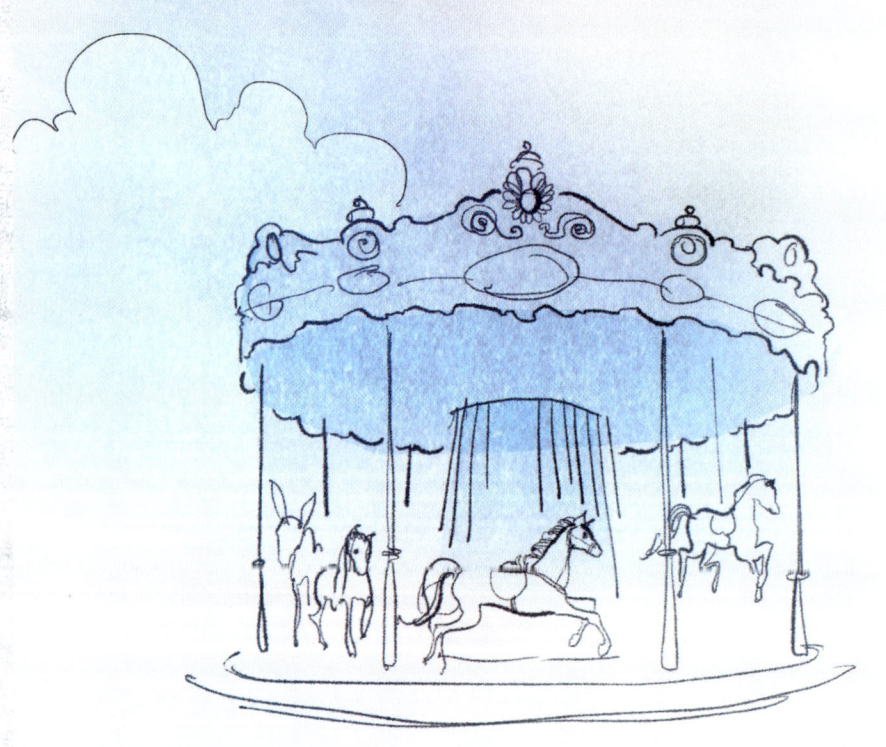

*N*ichts ist ätzender als ein Gedankenkarussell in der Nacht. Es hält vom Schlafen ab und bringt überhaupt nichts. Kaum etwas wünscht man sich mehr, als dass dieses Karussell endlich stehen bleibt, man einen entspannenden Atemzug tun und friedlich einschlafen kann, tief und fest bis zum nächsten Morgen. Und dann? Erfrischt und erholt aufstehen, mit frohem Mut und frischen Ideen! Weil sich nachts die Dinge im Kopf sortiert haben, Entscheidungen klarer sind und neue Perspektiven entstanden – einfach so, wie durch Zauberhand im erholsamen Schlaf.

Wenn du dir das wünschst, hast du genau das richtige Buch in der Hand! Es ist kein klassischer Ratgeber. Du musst nichts tun. Du findest keine Anleitungen, brauchst nichts zu trainieren und dich nicht anzustrengen. Ganz im Gegenteil. Du findest hier Geschichten und Impulse, die für dich arbeiten.

Wenn du zu viel denkst und grübelst, versuchst du wahrscheinlich schon sehr lange, bestimmte Probleme mithilfe deiner Gedanken zu lösen. Vielleicht suchst du einen Ausweg aus einer verzwickten Situation, oder du brauchst dringend eine Idee für etwas Neues, einen kreativen Einfall – aber nichts taucht auf. Vielleicht möchtest du jemandem helfen, aber du weißt nicht,

wie. Die Gedanken führen zu anderen Gedanken, die neue Gedanken auslösen. Und nach einer Weile stehst du wieder am
Anfang, und alles dreht sich im Kreis. Das ist schrecklich anstrengend, und es führt zu wenig Brauchbarem, sondern es raubt dir
den Schlaf, den du so dringend brauchst. Was also tun?

Seit Jahrtausenden nutzen Menschen die Macht der Worte, die
Kraft von Geschichten und Märchen, um innere Bilder zu verändern, Kreativität zu entfachen oder zu erreichen, dass etwas
Altes oder Schweres losgelassen werden kann. Die Schamanen
fast aller Kulturen arbeiten damit und auch viele Heiler unserer
Zeit. Weise erzählen Geschichten und lehren durch sie. Auch
unsere Urgroßeltern wussten um die Magie der Worte und Bilder und haben nicht nur den Kindern Märchen erzählt. Auch
unter Erwachsenen wurden Geschichten und Sagen am Feuer
geteilt, haben getröstet, bestärkt und inspiriert. Heute nutzen wir beispielsweise in der Hypnosetherapie die Macht der
Worte und Vorstellungen und entwickeln immer wieder neue
Geschichten, die die Seele erleichtern und stärken, inneren
Ballast abladen helfen und heilsame Entwicklungen anstoßen.
Als ich vor fünfundzwanzig Jahren als angehende Psychologin
mit meiner Hypnoseausbildung begann, haben mich die Geschichten in Trance stark in ihren Bann gezogen. Ich erinnere
mich noch heute an die ein oder andere und ihre tiefe unbe-

wusste Wirkung bei mir. Ein Bild, ein Satz oder ein Wort ist jedes Mal hängen geblieben, tauchte tagelang immer wieder auf, und plötzlich war etwas anders: Eine Sorge war verschwunden, der Kopf frei, das Herz leicht, und etwas, das mich viele Monate beschäftigt hatte, schien plötzlich nicht mehr so wichtig. Oder die Lösung für ein Problem, das mich lange gequält hatte, lag plötzlich auf der Hand. Ich hatte etwas losgelassen, etwas Neues entdeckt, der Horizont war weiter, und manches, was sehr schwer gewesen war, tat ich nun mit einer inneren Leichtigkeit, die ich selbst nicht verstand. Aber sie war da, die Welt heller, ich selbst stärker und gelassener, der Schlaf tiefer und erholsamer. Es tauchten Wege auf, tief aus dem Innern, an die ich bisher überhaupt nicht gedacht hatte, und das ganz ohne Anstrengung.

Genau solche Impulse möchte ich dir mit diesem Buch anbieten: Geschichten, die dich auf bewusster oder unbewusster Ebene inspirieren. Am intensivsten wirken diese Geschichten, wenn du sie direkt vor dem Einschlafen hörst oder liest. Ich möchte dir hier jene vorstellen, die mich in den vielen Jahren meiner Arbeit am tiefsten berührt haben. Ich habe sie häufig erzählt und immer wieder erlebt, wie sie im unbewussten Innern meiner Patienten geradezu magische Wirkungen entfaltet haben. Einige dieser Geschichten habe ich selbst entwickelt, andere gemeinsam mit meinen Patienten, die mit ihrem Anliegen bei mir waren. Einige haben Kollegen von mir entwickelt oder weitergegeben. Manche Geschichten sind uralt und werden schon seit vielen Jahren immer neu weitergegeben. Ich nutze die Sprache der Hypnose, um sie zu erzählen, und lade dich dazu ein, sie einfach auf dich wirken zu lassen, wenn du sie selbst liest oder dir von jemandem vorlesen lässt. Nun gehören sie dir, und du kannst dieses kostbare Erbe der Menschen für dich nutzen.

Manchmal können sie dazu führen, dass du dich sofort entlastet fühlst und tief und erholsam schläfst. Es ist genauso gut möglich, dass eine Geschichte ihre Wirkung langsam im Innern entfaltet, über einige Tage hinweg, und dass du anfangs noch gar keinen besonderen Effekt spürst. Jeder einzelne Impuls wirkt nicht aufgrund des bewussten Verstandes, der wahrscheinlich schon seit Wochen oder länger ohne Erfolg versucht, das zu lösen, was dich beschäftigt. Die Wirkung entfaltet sich stattdessen auf einer tieferen Ebene, im Unbewussten, das schon immer Möglichkeiten hatte und Lösungen findet, wo der Verstand nicht weiterkommt. Wenn der Verstand einmal Pause macht, kann es sich entfalten.

Du trägst alle Fähigkeiten in dir, um das zu erreichen, was du dir wünschst. Es ist da, es ist nutzbar, und das Lesen dieses

Buches wird die Türen in dein Unbewusstes öffnen, sodass es dir helfen kann. Es weiß alles, was du wissen musst. Es ist dein Freund. Es meint es hundertprozentig gut mit dir. Es möchte dir helfen. Lass es also für dich wirken und sei neugierig auf alles, was du in den nächsten Wochen und Monaten erfahren und erleben wirst.

Du trägst alle Fähigkeiten in dir, um das zu erreichen, was du dir wünschst.

Die Geschichten helfen dir, abends loszulassen. Jedes einzelne Kapitel setzt einen etwas anderen Schwerpunkt, und sicher wirst du bemerken, dass dich manche Geschichten besonders intensiv ansprechen werden. Lies sie ruhig an mehreren Abenden hintereinander. Denn das, was dich berührt, übt einen besonderen Zauber auf dich aus und wird besonders viel inneres Potenzial in dir befreien. So kannst du die Nacht wieder zu dem werden lassen, was sie eigentlich ist: die Zeit, in der Körper und Seele sich erholen, das Unbewusste in Ruhe alle Eindrücke verarbeitet, sortiert, Gutes und Hilfreiches bewahrt und Unnützes oder Belastendes aussortiert, in dem die Kraft der Träume deine Kreativität nutzt und zugleich vermehrt und sich innere Bilder für immer verändern. So kannst du in der Nacht

Altes loslassen, im Hier und Jetzt ankommen und die Zukunft zu dem machen, was sie ist: ein weiter und schöner Horizont der Lebendigkeit, der auf dich wartet, damit du dann entscheidest, was du tun möchtest, wenn es so weit ist. Du wirst sehen: Das fühlt sich wundervoll an!

Im Buch findest du zudem Impulse, was du konkret tun kannst, um dein Gedankenkarussell zu stoppen. Du kannst sie gemeinsam mit einer Geschichte lesen oder separat nutzen, zum Beispiel, wenn du an einem Abend nicht so viel lesen möchtest.

Weil vieles von dem, was ich hier mit dir teile, nicht nur Teil meiner Arbeit ist, sondern mich auch selbst tief geprägt hat, ist es ein sehr persönliches Buch. Damit es noch leichter zu lesen ist, habe ich es in eine Rahmenhandlung verpackt. Sie erzählt meine Begegnung mit einer sehr weisen und sehr rätselhaften Frau, die mich ein Stück meines Weges begleitet hat. Du wirst sie gleich kennenlernen. Und jetzt? Ins Bett gehen, dich gemütlich einkuscheln und mit dem Lesen beginnen! Lesen, so der Schriftsteller Jorge Luis Borges, ist, als würde man mit dem Gehirn eines anderen denken. Tauch also ein in das Buch und lass dich verzaubern!

SO FÄNGT ALLES AN:
DIE BEGEGNUNG

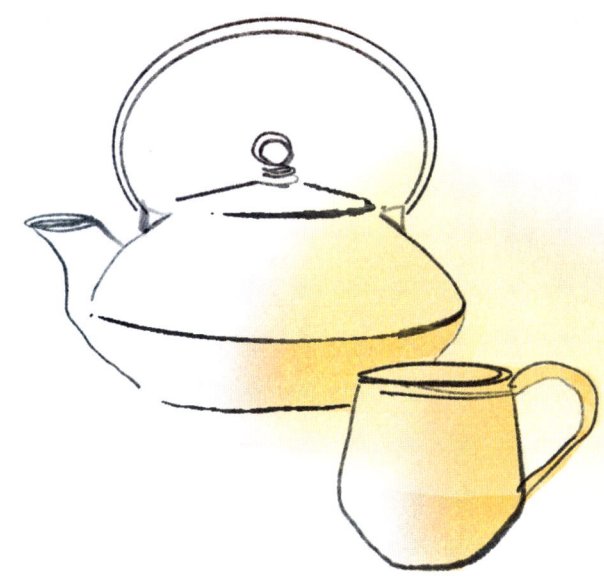

*E*s ist einer dieser Tage, die nicht sein sollen. Ich bin traurig, wütend und hilflos, in meinem Kopf rasen die Gedanken in endlosem Strom dahin. Ich bin aus dem Haus gegangen, weil ich weiß, dass ich eh nicht schlafen werde, und laufe ziellos umher. Vielleicht stimmt das nicht ganz, dass es ziellos ist. Ich habe zumindest kein bewusstes Ziel, die Füße entscheiden, welche Richtung sie nehmen.

So führt mich mein Weg über die Wiesen zum Waldrand. Dort steht ihr Haus, schon lange. Ich bin einige Male daran vorbeigegangen und habe es wahrgenommen, am Rande, ohne ihm besondere Aufmerksamkeit zu schenken. Ein kleines Haus, ein bisschen schäbig, drumherum ein wilder Garten, der im Frühjahr üppig blüht, im Sommer nach Kräutern duftet und im Herbst voller Gemüse steht. Er ist nicht übermäßig gepflegt und nicht übermäßig wild, man sieht, dass in ihm gearbeitet wird, dass aber das Wachstum wichtiger ist als die Ordnung, zumindest an den meisten Stellen. Ein paar Rosen sind im Winter mit Tannenzweigen abgedeckt und der Boden um sie herum im Sommer mit Mulch. Aber der größte Teil des Gartens ist üppig, viele verschiedene Pflanzen in direkter Nachbarschaft und einem guten Miteinander.

Es ist an diesem Tag schon dunkel, die Fenster im Haus sind warm erleuchtet, wie von einem kleinen Feuer oder Kerzen. Und in der offenen Tür steht sie. Aufrecht mit grauen langen Haaren. Der Lichtschein um sie herum verbirgt ihr Gesicht, es liegt im Dunkeln. Aber ich weiß, dass sie mich ansieht, ich spüre es. Sie schaut mich an, und ich habe das Gefühl, dass sie alles weiß.

Und was mich wundert: Es ist mir kein bisschen unangenehm.

»Möchtest du einen Tee?«, fragt sie, als ich dort angekommen bin, wo ein paar Platten zur Haustür führen, durch die Pflanzen des Gartens hindurch. Ich sage »Sehr gern!«, ohne das geplant zu haben. Es geschieht einfach, und es fühlt sich richtig und stimmig an.

Wir sitzen an ihrem Holzofen. Ein alter Herd, auf dem ein Topf Suppe steht und langsam vor sich hin köchelt. Es köchelt immer eine Suppe auf ihrem Herd, und ich habe nie wirklich herausgefunden, woraus diese Suppe genau besteht. Sie ist würzig, stärkt und wärmt und versorgt mit Kraft.

An diesem Abend sprechen wir lange. Sie fragt kaum, ich erzähle viel. Ich weine, ich lache, ich verbinde lose Enden und lasse sie an meinen Fragen teilhaben. Dann, an diesem Abend, erzählt sie mir zum ersten Mal eine Geschichte. In den folgenden Jahren kommen noch viele dazu. Wir trinken Tee, ich lausche, und ich fühle, wie ihre Worte tröstend in mein Herz fließen. Wie sich etwas löst, wie eine Träne fließt und gleichzeitig etwas Leichtes in mir auftaucht wie ein Lufthauch, der den Körper aufatmen lässt, ich träume und bin gleichzeitig wach, und als die Alte geendet hat, schweigen wir lange. Ihre warmen Augen ruhen freundlich auf mir. Ihre Falten zeigen, dass sie viel gelacht hat, und ich fühle mich geborgen.

DAS MÄRCHEN VON DEN TAGEN, DIE NICHT SEIN SOLLEN

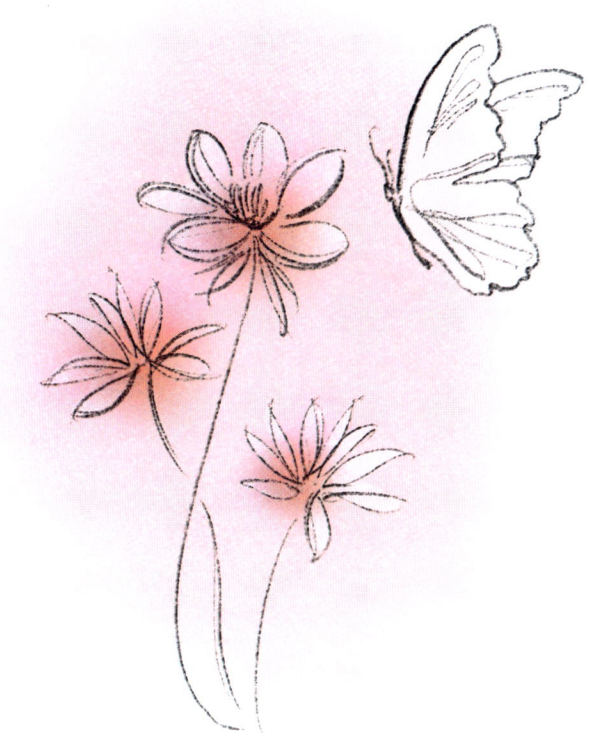

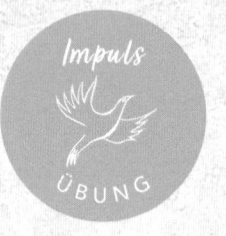

Tagebuch schreiben

Wer Tagebuch schreibt, schläft besser. Die Gründe dafür sind
vielfältig: Erstens brauchst du nicht mehr an das zu denken,
was du aufgeschrieben hast. Der Kopf hat es abgelegt.
Zweitens hilft das Schreiben beim Sortieren, und der Verstand
hat weniger Arbeit. Das perfekte Tagebuch liegt gut in
der Hand und hat einen Einband, der dir gefällt. Dazu ein
schöner Stift. Vielleicht magst du dir täglich zehn Minuten
Zeit nehmen, um das aufzuschreiben, was dich bewegt.

*E*s war einmal eine Frau, die war enttäuscht vom Leben. Weil sie nichts mehr erwartete und nichts mehr geben wollte, wanderte sie hinaus, weit weg von den Menschen und ihren Häusern. Sie ging viele Tage und Wochen lang. Da kam sie an einen verlassenen Garten, so groß, dass es sieben Tage brauchte, ihn zu durchmessen. Dort beschloss sie zu bleiben, um sich um den Garten zu kümmern, ihn zu pflegen und sich von ihm zu ernähren.

Sie baute sich eine kleine Hütte, mit einem offenen Kamin und einer Matte, auf der sie schlief. Im Winter, wenn der Schnee hoch lag, besserte sie ihre Sachen aus und lebte von den Vorräten. Sobald es Frühling wurde, ging sie hinaus und kümmerte sich um den Garten. Sie pflegte die Obstbäume, sorgte dafür, dass Büsche und Kräuter genug Licht bekamen, vermehrte die Blumen, zog und setzte Gemüse und dachte auch an die zahlreichen Tiere, die bei ihr Nahrung suchten und fanden. So vergingen die Jahre, und wie sie vergingen, da wurde die Frau weise. Und wie sie weise wurde, wurde sie endlich leicht.

Als sie eines Tages durch ihren Garten ging, hörte sie eine Stimme: »Flieg hinaus in die Welt zu den Menschen und sammle die Tage, die nicht sein sollen!«, wisperte sie. Und weil die Frau weise war und leicht, konnte sie fliegen auf den Schultern des Windes in alle Himmelsrichtungen. Sie tat, was die Stimme gesagt hatte, und flog überall dorthin, wo Menschen lebten, und sammelte die Tage, die nicht sein sollen. Tage des Schmerzes. Tage der Trauer. Tage des Zorns und Tage voller Hass. Tage der Niederlage, des Verlassenseins, Tage der Einsamkeit, Tage des Scheiterns. Tage, an denen man verliert, was einem am wichtigsten ist. Wo auch immer jemand sagte: »Ach, hätte es diesen Tag doch nie gegeben!«, sammelte sie den Tag ein und nahm ihn mit, ganz ohne Unterschied.

Als sie mit all den Tagen, die nicht sein sollen, zurückkam in ihren Garten, da war es schon Spätsommer geworden. Der Garten blühte üppig, das Unkraut spross, es war viel zu tun. Aber sie hörte abermals die Stimme, und dieses Mal sprach sie: »Geh in deinen Garten und leg die Tage, die nicht sein sollen, in die Erde.« Und so tat sie es. Lange war sie beschäftigt. Sie kümmerte sich um die Pflanzen, holte die Ernte ein und legte zugleich die Tage, die nicht sein sollen, behutsam in die Erde, gut verteilt, denn der Garten war groß und der Tage, die nicht sein sollen, waren es viele.

Und so verging das Jahr. Der Winter kam und mit ihm die Kälte und der Schnee, der den Garten zudeckte. Winterstürme rüttelten an den Fensterläden der Hütte und wehten das letzte

Laub aus den Bäumen. Der Garten schlief. Und als nach langen Wochen der erste milde Frühlingshauch wehte und den Schnee schmolz, atmete der Garten wieder auf, die Bäume trieben Knospen, und die ersten robusten Pflänzchen wuchsen aus der kühlen Erde. Der Schnee wurde zu kleinen freundlichen Bächlein und tränkte die Erde mit klarem Wasser. Die Frau ging wieder hinaus in den Garten und vollbrachte ihr Tagwerk.

Und doch war in diesem Jahr alles anders: Denn überall dort, wo sie die Tage, die nicht sein sollen, in die Erde gelegt hatte, sprossen die prachtvollsten Blumen, bunt und wild, schön, wie sie noch keine gesehen hatte. Und von überallher kamen farbenfroh die schönsten Schmetterlinge, um vom Nektar dieser Blumen zu trinken. Der Garten erstrahlte und blühte wie niemals zuvor, überall blitzte und glänzte es, und die Luft flimmerte von all den prächtigen Farben im wilden Überfluss!

Schließlich neigte sich auch dieser Sommer dem Herbst entgegen, und als die Frau die Stimme zum dritten Mal hörte, wunderte sie sich nicht. »Sammle die Samen der Blumen aus den Tagen, die nicht sein sollen, und trage sie hinaus in die Welt!« Und so geschah es. Überall, wo eine dieser Blumen verblüht war und Samen trug, fing die Frau sie auf und sammelte sie behutsam ein. Und als die Ernte vollbracht war, schickte sie sich an, wieder in die Welt hinaus zu reisen. Und weil sie weise war und leicht, konnte sie fliegen auf den Schultern des Windes in alle Himmelsrichtungen.

Sie legte die Samen in die Asphaltritzen in den Städten, in die Erde der Vorgärten und Hinterhöfe, unter Bäume, auf Brachflächen und an Straßenränder. In den Dörfern streute sie Samen auf die Wiesen und neben die Häuser und die Ställe. Sie flog in die Wälder und in die Steppen, verteilte Samen in den Urwäldern und an den Hängen der Berge. Auch auf die Gipfel der Berge flog sie und verbarg die Samen in geschützten Felsspalten. Dort, wo der Schnee nur wenige Wochen im Jahr die Erde freigibt, säte sie Blumen und ebenso in die Wüsten, wo es nur ganz selten regnet. Keinen Ort auf der Welt ließ sie aus, und zufrieden kam sie zurück in ihren Garten.

Im folgenden Jahr wuchsen überall auf der Welt besondere Blumen, und Schmetterlinge waren an Orten zu sehen, wo sie bisher niemandem aufgefallen waren. Immer wieder blieben Menschen, die mit offenen Augen durchs Leben gingen, bei einer Blume stehen oder entdeckten einen Schmetterling. Sie staunten, während ihr Herz berührt wurde, und sagten: »Was für ein wundervoller Tag! Was für ein besonderer Tag!«

DORNRÖSCHEN MAG NICHT MEHR WARTEN

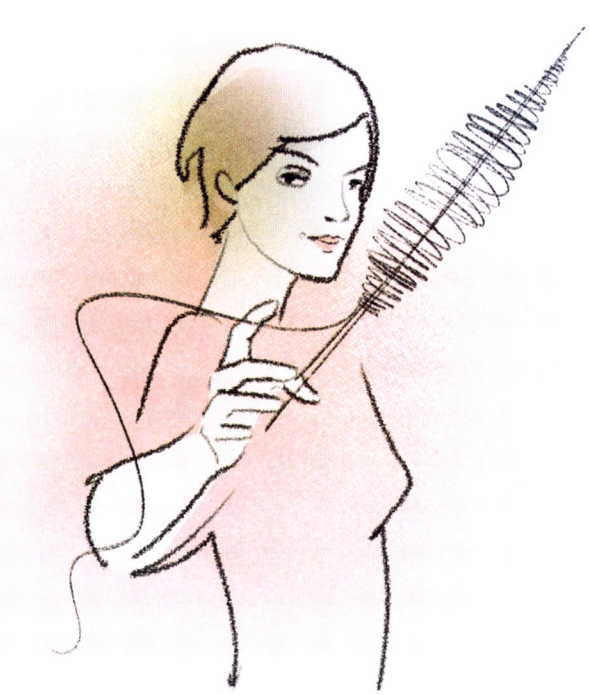

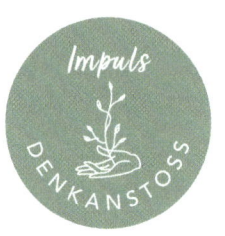

Erzähl deine Geschichte so, wie sie sein soll

Wir alle erzählen Geschichten über unser Leben. Wie erzählst du deine? Berichtest du davon, dass du ständig Probleme hast, oder erzählst du, wie du damit umgehst und sie löst? Berichtest du im Jammerton von dem, was schiefgegangen ist, oder mit Humor? Machst du dich in deinen Geschichten zum Opfer, oder berichtest du von dem, was dich fasziniert, was du liebst, was dir gelingt? Was du erzählst, wirkt! Es prägt das Bild, das andere von dir haben – und es prägt das Bild, das du selbst von dir bekommst. Deshalb achte darauf, wie du von dir erzählst. Heldin oder Opfer? Schwach oder stark? Übernimm die Regie in deinem Leben!

Kennst du diese Tage, an denen man auf Hilfe wartet, und nichts passiert? An denen doch eigentlich alle merken, wie es einem geht, aber keiner tut etwas? Vielleicht sagt man sogar, dass man überlastet ist, und dennoch passiert nichts? Überhaupt gar nichts?

An so einem Tag sitze ich bei der Alten im Garten. Eine Libelle kommt uns vom Gartenteich aus besuchen, mit grünmetallisch glitzernden Flügeln, und lässt sich auf der Lehne des freien Stuhls nieder. Im Krug ist frisches Wasser mit einem Zweig Minze, genau richtig an diesem heißen Tag im Sommer. Das Gebrumm der Insekten überall im Garten wirkt einschläfernd und lässt mich meinen Gram schon ein Stück weit vergessen. Aber die Alte ist damit nicht zufrieden.

»Kennst du das Märchen vom Dornröschen?«, fragt sie mich, und ich antworte: »Meinst du dieses Mädchen, das von einer Spindel gestochen wird und dann in einen hundertjährigen Schlaf fällt? Ja, das kenne ich.« Ich erinnere mich noch gut an die Abende mit meiner Großmutter, die mir häufig Märchen vorgelesen hat, aus einem alten Buch mit schönen Illustrationen und alter Schrift. Ich erinnere mich an das Bild des Kochs, der inmitten seiner Bewegung innehält, als er dem Küchenjungen eine Ohrfeige geben will, und die vielen Diener, die ebenfalls schlafen, während das Schloss von wilden Rosen umrankt wird und scheinbar verschwindet, hundert Jahre lang, bis endlich der Prinz kommt, die Rosenhecke mit dem Schwert durchschlägt und Dornröschen wachküsst.

»Nun«, sagt die Alte, »eigentlich war es ganz anders. Möchtest du das wahre Märchen hören?« Klar will ich das, und ich lausche, während ich mit der Wärme und der Idylle des sommerlichen Gartens verschmelze.

»Nun«, beginnt sie, »eigentlich ist dieses Märchen vom Dornröschen, so wie es erzählt wird, eine einzige Katastrophe. Erinnerst du dich? Genau hundert Jahre dauerte der Fluch, und der Prinz, der ihn gebrochen hat, tat das nicht, weil er der Aufrichtigste, der Schönste oder der Tapferste war oder gar das Herz des schönen und liebreizenden Dornröschens verdient hatte. Er war einfach zur richtigen Zeit am richtigen Ort. Und Dornröschen hatte ihn von da an am Hals. Kannst du dir so was vorstellen? In deinem Leben? Undenkbar, oder? Denn mal ganz ehrlich:

Würdest du den erstbesten Trottel nehmen, bloß weil irgendjemand entscheidet, dass du gerettet werden sollst?«

Nein, das würde ich nicht wollen. Natürlich nicht! So hatte ich das noch nie gesehen. Ich hatte immer gedacht, das Märchen hätte ein echtes Happy End. Aber was die Alte sagt, hat Hand und Fuß. Ob das Märchen nur deshalb so erzählt wird, wie es erzählt wird, weil es in einer Zeit entstanden ist, als Menschen sich nicht selbst helfen wollten und sich nach einem Retter sehnten? Ich bin neugierig auf die Version der Alten und lausche aufmerksam.

Sie erzählt: »Ein König und eine Königin hatten sich lange sehnsüchtig ein Kind gewünscht. Und als es auf die Welt kam, luden sie alle Feen des Landes ein, damit sie dem Kind ihren Segen geben könnten. Nein, nicht alle. Die beiden hatten nämlich in ihrer königlichen Beschränktheit nicht begriffen, dass es für Feen nicht wichtig ist, aus einem goldenen Teller zu essen, sondern aufrichtig und mit viel Liebe eingeladen zu werden, auch in die einfachste Hütte an den einfachsten Tisch. Ein karges Mahl, mit Freude bereitet, reicht ihnen allemal, um ihre Gaben großzügig zu verschenken. Da der König und die Königin das nicht begriffen hatten und nur zwölf goldene Teller besaßen, luden sie von den dreizehn Feen des Reiches nur zwölf ein. Aber die dreizehnte kam dennoch, und weil Feen immer Gutes tun, so war es kein Fluch, den sie über dem schönen Dornröschen an seiner Wiege aussprach, als sie bestimmte, es möge sich an einer Spindel stechen und tot zu Boden sinken. Sie wusste ja, dass noch eine Fee einen Segen sprechen würde und daraus einen langen Schlaf machen würde. Und es war an der Zeit, dass diese feinen Leute etwas lernten, das jeder Mensch wissen muss.

So kam es, dass, obwohl die entsetzten Königseltern flugs alle Spindeln aus dem Schloss verbannen ließen, eine übrig blieb, an dem sich das Dornröschen, inzwischen eine junge Frau in blühender Schönheit und mit scharfer Intelligenz, planmäßig am Tag ihrer Volljährigkeit stach. Ein Blutstropfen quoll aus ihrem Finger, und sofort fiel sie mit dem gesamten Hofstaat in tiefen Schlaf. Aber wir alle wissen: Im Schlaf passieren rätselhafte Dinge. Wir träumen, und wir begegnen dabei manchmal genau den Menschen, die wir am dringendsten brauchen und von denen wir am meisten lernen können. Und so sprach das Dornröschen in seinem Schlaf nicht nur mit den Feen, sondern auch mit den einfachen Leuten aus dem Dorf nahe des Schlosses. Natürlich ließen es diese Leute nicht zu, dass das Schloss komplett zuwuchs. Immer wieder kürzten sie die duftenden Rosentriebe, junge Leute trafen sich im Schatten der Mauern, um sich ihre Liebe zu gestehen, und nicht wenige Kinder schlichen trotz aller Verbote durch die Gänge und Hallen des Schlosses, um die Schlafenden vorsichtig zu bewundern und mal eine verrutschte Decke zurechtzurücken, damit niemand im Schlaf frieren musste. Auch einige Prinzen versuchten ihr Glück im Schloss. Aber diese wollten natürlich nicht nur nach dem Rechten sehen, sondern das ganze Königreich gewinnen, indem sie das Dornröschen aufweckten. Ohne Erfolg.

Als das Dornröschen im Traum von den Dorfbewohnern davon erfuhr, war sie sehr aufgebracht. Wahrhaftig schienen diese Unverschämten sie als leichte Beute zu sehen und trachteten danach, ihre hilflose Situation auszunutzen! Sie zog die Feen zu Rate, um eine Entscheidung zu treffen. Und es war leicht. Denn der Möglichkeiten gab es viele, aber nur wenige gute. Und so nutzte das Dornröschen die folgenden Tage in tiefem Schlaf, um all das vorzubereiten, was es brauchte, um den scheinbaren Fluch zu brechen, der doch eigentlich ein Segen war. Denn wann hat man schon mal so viel Zeit, um nachzudenken, ohne zu altern, wie in einem langen Zauberschlaf?

Als kurze Zeit später ein besonders aufdringlicher Prinz versuchte, das Dornröschen mit grauenhaft feuchten Küssen zu wecken, beschloss sie, dass sie jetzt genug hatte von diesen dummen Spielen. Es war Zeit, wach zu werden und die Dinge zu verändern. Und so machte sie die Augen auf und gab dem Prinzen eine schallende Ohrfeige. ›Scher dich zum Teufel!‹, sagte sie, funkelte ihn mit einem entschlossenen Blick an und beobachtete, wie der Erschrockene die Beine unter den Arm nahm und aus dem Schloss rannte. Dann lief sie durch die Hallen und Kammern und weckte einen nach dem anderen auf. Dem Koch hielt sie im Aufwachen die Hand fest, damit er den armen Küchenjungen nicht schlug, und wies ihn an, den Jungen fortan besser zu behandeln.

Sobald alle wach waren und sich die Augen gerieben hatten, rief Dornröschen sie im Saal zusammen. ›Hier sind wir also‹, sprach sie. ›Wir haben lange geschlafen. Es ist an der Zeit, die Dinge zu verändern. Ab sofort hilft jeder mit, das, was er kann, noch besser zu machen, unabhängig von seinem Stand. Ich für meinen Teil werde die Regierungsgeschäfte übernehmen, statt mich von einem dieser Trottel heiraten zu lassen, der meint, er dürfe ab jetzt alles für mich entscheiden, bloß weil er sich Prinz schimpft und mich im Schlaf geküsst hat.‹

Allen blieben die Münder offen stehen, denn so etwas Ketzerisches hatten sie noch nie gehört. Wie es gewesen war, das war ihnen vorgekommen wie ein ehernes Naturgesetz, und dass da ein strahlendes und entschlossenes Dornröschen einfach alle uralten Regeln infrage stellte, kam ihnen ganz unglaubhaft vor. Vielleicht schlafen wir ja noch, dachten sich viele und trösteten sich mit der Vorstellung, sie würden eines Tages die Augen öffnen und alles würde wieder sein, wie sie es kannten.

Aber das war es nicht. Ganz im Gegenteil: Mit der Zeit merkten sie, wie sie alle aufblühten und ihnen ihre Arbeiten, die sie früher oft mürrisch ausgeführt hatten, mehr und mehr Freude machten. Dornröschen verwaltete das Reich weise und ermöglichte jedem, die Aufgabe zu erfüllen, für die er gemacht war.

*Das Reich erblühte
und mit ihm alle Menschen.*

So wurde der Gänsehirte in die Bäckerei versetzt, weil er gar nicht gern bei Regen draußen war, und ein Mädchen, das es liebte, in der Natur herumzustreunen und Kräuter zu sammeln, nahm die Gänse mit hinaus auf die Wiesen und sorgte gleichzeitig für Nachschub in der Kräuterapotheke des Schlosses. Und das Dornröschen? Es blieb nicht lang allein. Es nahm sich einen Mann aus dem Dorf, mit einem großen Herzen. Er gefiel ihr von allen am besten. Nicht, weil er ihr Aufgaben abnahm, sondern weil er das, was er tat, nicht nur mit großer Hingabe tat, sondern darüber hinaus voller Anmut, Kraft und Liebe war und ihr Bett auf überaus angenehme Weise mit ihr teilte. Und die Feen? Die schauten zufrieden. War ihr Plan doch aufs Vortrefflichste aufgegangen.«

Ich gehe an diesem Abend sehr nachdenklich nach Hause. Was ich wohl mit Dornröschen gemeinsam habe? Einiges ist mir schon klarer geworden. Das andere würde sich sicher in der Nacht klären, in einem Traum. Ob mich wohl eine der Feen besuchen würde, wenn ich sie darum bat?

DIE PERLENSAMMLER

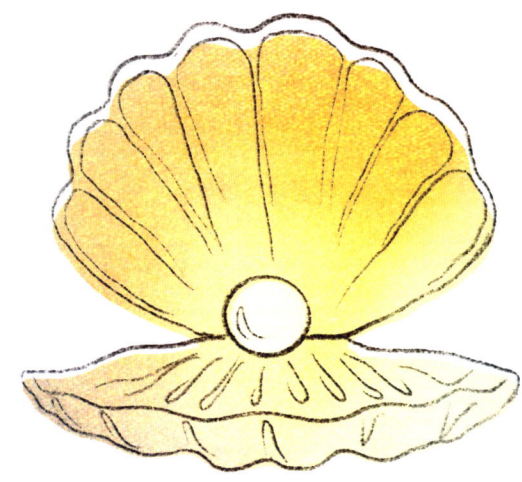

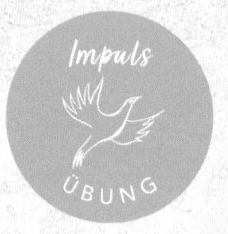
Was hat deinen Tag heute wertvoll gemacht?

In eine kleine Schale auf deinen Nachttisch kannst du fünf schöne Perlen oder Muscheln legen. Nimm sie abends in deine Hand und suche nach den fünf Momenten, die diesen Tag besonders gemacht haben. So empfindest du dein Leben als reicher. Denke zum Beispiel an:

→ etwas, worauf du stolz bist,

→ einen Moment der Freude,

→ einen Moment, in dem du jemand anderem eine Freude bereitet hast,

→ eine Situation, in der du Glück hattest,

→ etwas, das du für jemand anderen getan hast,

→ etwas, das jemand anderes für dich getan hat, ohne es zu müssen.

*H*eute bin ich bei der Alten vorbeigegangen, weil ich Kuchen gebacken hatte. Ich weiß, dass sie welchen mag, aber selbst keinen bäckt. Es lohne sich nicht für sie allein, hat sie mal gesagt und dabei ein bisschen wehmütig geschaut. Ich habe sie nicht gefragt, warum sie allein lebt. Ob sie es so gewählt hat? Ob sie jemanden verloren hat, der früher bei ihr war? Es kommt mir unwahrscheinlich vor, aber wer weiß das schon? Sie scheint so alterslos, als lebte sie schon seit Jahrhunderten in diesem kleinen Haus, pflegt den Garten und öffnet immer neuen Menschen ihre Tür. So scheint es, und ich habe den Eindruck, es ist in Ordnung, das zu glauben. Sie erzählt wenig über sich, aber dass sie Kuchen mag, das weiß ich.

Nun sitze ich mit ihr an dem wackeligen Tisch in der kleinen Küche, sie isst ihr drittes Stück, und ich bin erstaunt über so viel Appetit. Dabei fragt sie mich über meine Woche aus. Ich habe gerade eine Menge am Hals und erzähle ihr davon. Einiges ist mir gelungen, aber das andere …

Da fragt sie mich, ob ich schon etwas von den Perlensammlern gehört habe. Auf einer Insel im Pazifik sollen sie leben, seit vielen Hundert Jahren schon. Es ist eine große Insel mit üppiger Vegetation. Dort wächst, was sie zum Leben brauchen: Essbare

Pflanzen, solche, die gegen verschiedene Krankheiten helfen, gegen Fieber und bei Verletzungen, und das Meer beschenkt sie reichlich mit Fischen. Das Meer um die Insel herum scheint den Göttern besonders zu gefallen, denn dort gibt es unzählige Perlen. Während in fast allen Gegenden der Erde nur eine von vielen Hundert Muscheln am Meeresgrund eine Perle enthält, finden dort die tauchenden Kinder in fast jeder Muschel eine Perle und in manchen sogar zwei oder drei. Jeden Tag kommen sie mit vollgefüllten Perlenbeuteln zurück an den Strand, mit strahlenden Gesichtern und kräftigen Körpern vom Schwimmen und Tauchen. Dann verteilen sie die Perlen an die Bewohner ihres Dorfes.

»Bekommen auch die Dorfbewohner Perlen, die keine Kinder haben?«, frage ich und stellte mir schon den unermesslichen Reichtum vor, in dem diese Menschen leben müssen. Denn Perlen sind wertvoll, und man kann sie gegen viel Geld eintauschen – umso mehr in dieser Menge!

»Jeder bekommt Perlen«, sagt die Alte. »Aber nicht gleich viele. Es kommt darauf an, wie viele Perlen ein Mensch an diesem Tag verdient. Und das geht so …«

Ich staune nicht schlecht, als ich erfahre, was die Menschen mit diesen Perlen machen. Sie sammeln über den Tag besonders Gutes, das ihnen widerfährt oder das sie tun, und erhalten dafür am Abend Perlen, die sie in einer großen Schüssel oder einem Beutel sammeln. Eine Perle für einen Gefallen, den sie jemandem erwiesen haben. Eine Perle für einen Gefallen, den jemand anderes ihnen erwiesen hat. Eine Perle für ein großes Glück: einen außergewöhnlichen Fund oder einen besonders großen Fisch, der das ganze Dorf satt gemacht hat. Eine Perle für einen Moment der Freude und eine für einen Moment tiefen Friedens. Eine Perle für etwas, das sie zum ersten Mal geschafft haben. Schon die kleinsten Kinder bekommen ihr Perlensäckchen, und wenn sie sich das erste Mal auf ihre Füßchen stellen, wandert eine Perle hinein.

So wächst die Perlensammlung im Laufe eines Lebens immer weiter an und mit ihr der Reichtum, den dieses Leben innehat. Er ist nicht zu übersehen, denn jede Perle steht für einen wertvollen Moment, für ein großes Glück oder einen besonderen Tag. Und wenn ein Mensch stirbt, werden seine Perlen mit ihm in die Erde gelegt, als Erinnerung an ein wahrhaftig reich gelebtes Leben.

Ich bin so in Gedanken, dass ich gar nicht bemerkt habe, dass die Alte das Geschirr gespült und den restlichen Kuchen in ihr Regal gestellt hat. Ich denke voller Demut an diese Menschen, die ihre Perlen nicht nutzen, um Geld oder Dinge anzusammeln, sondern den Wert ihres Lebens an den Glücksmomenten und an gegenseitiger Unterstützung messen. Wie würde meine Woche aussehen, wenn ich das täte? Für jeden besonderen Moment eine Perle oder eine Holzkugel in eine Schale legen, für jede freiwillige Unterstützung, die ich einem Menschen gegeben habe, dem ich nichts schuldig bin? Für jede wahrhaftige Freude? Eine Perle für jede Freude.

Mir fällt spontan nur weniges ein, und doch: Als ich länger darüber nachdenke, erinnere ich mich an einige Begebenheiten. Mir hat jemand auf dem Parkplatz vor dem Supermarkt geholfen, als mein Auto nicht angesprungen ist. Ich habe eine Postkarte aus einem sonnigen Urlaubsland bekommen und ein bisschen mitfühlen dürfen, wie schön und erholsam es dort ist. Eigenartig: Ich habe es erst ganz andersherum wahrgenommen. Neidisch habe ich gedacht, ich würde auch gern dort sein, und habe mich geärgert, dass ich gerade nicht verreisen kann. Dabei ist es in Wirklichkeit ein Geschenk, das ich nicht gewürdigt habe.

»Ich glaube, ich möchte auch eine Perlensammlerin werden«, meine ich versonnen. Die Alte lächelt nur. Was für ein Nachmittag!

DIE GESCHICHTE
VON DER KLEINEN PALME
UND DEM FELSEN

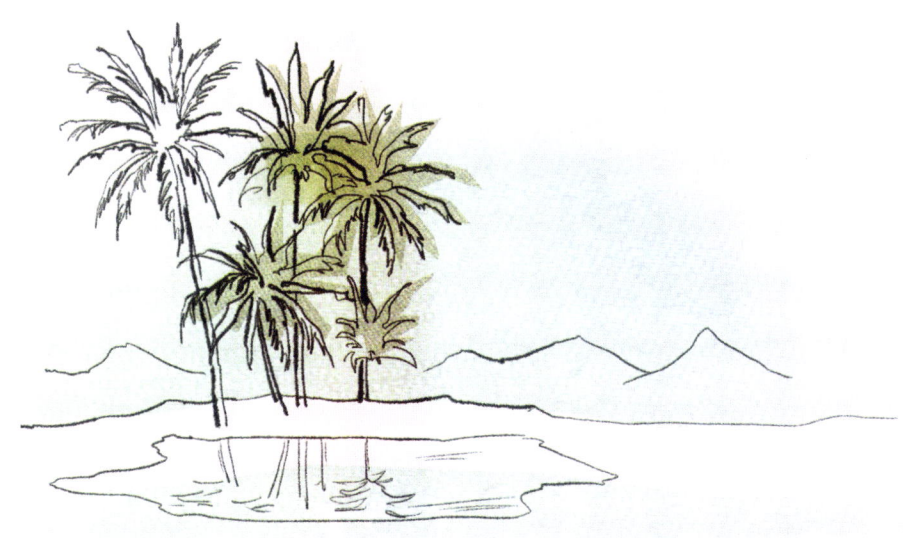

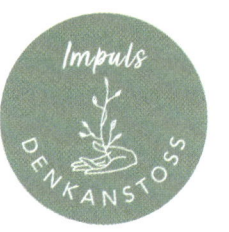

Versöhn dich mit deinen Problemen

Ein Leben ohne Probleme. Viele Menschen wünschen sich das. Aber Hand aufs Herz: Kann es das geben? Wer ein Leben ohne Probleme will, ist zum Unglück verdammt. Warum? Es gibt das, was wir erwarten – von uns, von anderen, vom Leben. Und es gibt die Realität, so wie sie wirklich ist. Je weiter beides auseinanderdriftet, umso mehr leiden wir. Je höher die Erwartungen, umso größer die Enttäuschungen. Wer davon ausgeht, dass es jeden Tag auch Unangenehmes gibt, ist viel positiver unterwegs. Er ist nicht dauerenttäuscht, sondern sieht den Dingen realistisch und mit Humor entgegen. Deshalb: Versöhn dich mit deinen Problemen. Jetzt, sofort, heute, und noch bevor du einschläfst!

*E*s war einer dieser Tage, an denen mir die Last der Aufgaben besonders schwer auf den Schultern liegt: Egal, was ich tu – die Arbeit wird nicht weniger. Und egal, wie sehr ich mich anstrenge: Immer kommt etwas Neues dazu, ständig geht etwas schief, und kaum habe ich den Eindruck, das Licht am Ende des Tunnels zu sehen, kommt jemand und lädt mir noch etwas Neues auf.

Am Abend sitze ich bei der Alten im Garten, es ist Sommer und die Luft lau. Im Teich neben dem Beet mit den Sonnenhüten und den Taubnesseln, der Minze und einigen Stauden, die mir unbekannt sind, quaken die Frösche. Vor einigen Tagen hatten wir dort eine Ringelnatter gesehen, aber heute versteckt sie sich. Der Tee duftet im Glas um die Wette mit der Minze, und ich bin froh, endlich hier zu sein, an diesem Ort, an dem alles eine andere Bedeutung bekommt. Und doch spüre ich, wie alles auf mir lastet und ich mir Luft machen will. Ich schimpfe und klage, es sei mir alles zu schwer, und am liebsten würde ich ans andere Ende der Welt abhauen. Die Alte hört mir zu, dann beginnt sie zu erzählen:

»Es war einmal ein junger Mann, der mit seinen Kamelen durch die Wüste ritt. Es war heiß, die Vorräte fast verbraucht, und zum Dorf war es noch eine ganze Tagesreise. Vor allem klebte der Wüstenstaub in allen Ritzen, vom Wind in die Höhe gehoben, hatte sich unter die Kleidung des Mannes geschlichen, kratzte und juckte ihn, biss ihn in die Augen und hatte ihm die Laune gründlich verdorben.

Da gelangte er endlich an die kleine Oase, in der er die letzte Nacht vor der Ankunft in seinem Heimatdorf verbringen wollte. Er tränkte die Kamele am Wasserloch und setzte sich erschöpft unter die jungen Palmen, die an seinem Rand wuchsen und sich im Wind wiegten. Vor allem eine schien den Wind wirklich zu genießen, so sehr wogte sie hin und her und rauschte genussvoll mit ihren langen Blättern.

Der Mann, der nichts weiter wollte, als den Wind und den Staub endlich loszuwerden, wurde wütend – immer mehr, bis er aufsprang, um der Palme eine Lektion zu erteilen. Wie konnte sie sich einfach freuen, ohne Grund? Er ging ein Stück in die Wüste, bis er einen Felsstein fand, den er gerade tragen konnte, schleppte ihn zur Oase und legte ihn in die Krone der kleinen fröhlichen Palme, direkt in ihre Mitte.

Die Palme merkte, was geschehen war, und wurde vom Stein herabgedrückt. Sie versuchte, sich zu winden und zu schwingen, um den Stein abzuschütteln, aber es gelang ihr nicht. Gebeugt stand sie da, alle Freude war verschwunden.

›Siehst du!‹, sagte der Reisende zu ihr: ›Nun weißt du, wie das Leben wirklich ist. Es gibt keinen Grund, sich über einen banalen Wind zu freuen. Das Leben ist schwer, und besser lernt man das früh als zu spät.‹

Er band seine Kamele an, damit sie sich in der Nacht nicht verliefen, aß die letzten Vorräte und trank einen Krug von dem frischen Wasser der Oase. Dann legte er sich zufrieden schlafen. Am nächsten Morgen sattelte er die Kamele schon früh und machte sich auf den Weg. Denn er hatte es eilig, in sein Dorf zu kommen, ein Bad zu nehmen und sich den Staub von der Haut und aus dem Umhang zu waschen. Die Palme ließ er mit den anderen zurück, und bald schon hatte er sie vergessen.

Wie die Jahre vergingen, verlief sein Leben wie das vieler Menschen. Er heiratete, führte seine Geschäfte, bekam ein paar Kinder, von denen die meisten überlebten, kam zu einigem Wohlstand und war im Dorf ein angesehener Mann. Hatte er frei, traf er sich mit den anderen Männern, spielte Schach, rauchte Pfeife und diskutierte über die Politik, die Leute im Dorf und die Geschäfte. Hochzeiten wurden angebahnt und der Verstorbenen gedacht, und so vergingen die Jahre. Unweigerlich kam das Alter. Die Kraft schwand, und es entstand die Gewissheit, dass es an der Zeit war, für alles Wichtige zu sorgen, für die Zeit nach seinem Tod. Und so regelte der Mann sein Erbe, sagte seinen Kindern und seiner Frau, was sie ihm bedeuteten, übergab nach und nach seine Geschäfte seiner ältesten Tochter und begab sich auf die ein oder andere Reise, um noch einmal die Freunde zu sehen, die ihm über die Zeit am wichtigsten geworden waren.

Da fiel ihm eines Abends, als er sich mit müden Knochen neben seine Frau ins Bett gelegt hatte, direkt vor dem Einschlafen die kleine Palme wieder ein, die er vor vielen Jahren so sehr für ihre Freude bestraft hatte. Er war nun älter und klüger als damals und schämte sich sehr. Ob die kleine Palme mit dem schweren Stein wohl überlebt hatte? Wie sie wohl aussah? Und ob er vielleicht noch etwas für sie tun könnte? In dieser Nacht tat er kein Auge zu, und am nächsten Morgen wusste er, dass er noch einmal zu der Oase reiten musste.

Er sattelte ein Kamel, kletterte mühsam hinauf und nahm für den beschwerlichen Weg einen Diener mit. ›Es gibt eine verkrüppelte Palme, um die ich mich kümmern muss‹, sagte er, ›damit ich ruhig sterben kann.‹

So sprach er, und sie ritten los.

Es war noch heiß, als der alte Mann und sein Diener an der Oase ankamen. Sie schauten sich an, begannen, nach der gebeugten Palme zu suchen, aber sie fanden sie nicht. Alle Palmen waren in den Jahren seit seinem letzten Besuch groß geworden, sie wiegten sich im sanften Wind. Aber keine war gebeugt, keine kleiner als die anderen. Ob sie inzwischen gefällt worden war? Erschöpft und entmutigt legte er sich in den Schatten der mächtigsten von ihnen, um sich von dem anstrengenden Ritt zu erholen.

Ein leises Flüstern weckte seine Aufmerksamkeit. Die Blätter der Palme, unter der er lag, schienen zu wispern und mit ihm zu sprechen. Wie konnte das sein? Er blickte nach oben in den Wipfel, und was sah er? Inmitten der mächtigen Blätter lag ein Felsstein, genau wie jener, den er vor vielen Jahren gefunden, getragen und auf die kleine Palme gelegt hatte. Und doch war diese Palme groß und stolz, kräftig und gesund. Wie war das möglich? Er fand keine Lösung, und auch sein Diener wusste sich das nicht zu erklären.

So kam die Nacht, und wie der alte Mann auf seiner Decke gerade einschlafen wollte, hörte er das Flüstern deutlicher, und nun verstand er die Palme. ›Sei beruhigt, alter Mann. Du kannst in Ruhe sterben. Ich trage dir nichts mehr nach. Schau, wie groß ich geworden bin.

Der Fels hat mich entdecken lassen,
wie viel Kraft ich habe.

Ich bin schon lange stark genug, dass ich ihn abschütteln könnte – aber ich tu es nicht. Er gibt mir Stabilität im Sturm, und das schätze ich. Ich bin schon lange so stark, dass er mich nicht mehr belastet.‹

Der Mann schlief tief in dieser Nacht und ritt am nächsten Tag mit einem befreiten Lächeln nach Hause. Fast alle seine Falten waren verschwunden. Als seine Familie ihn so sah, wusste sie, dass die Zeit des Abschieds gekommen war. Sie bereiteten alles vor, salbten ihn, beteten für ihn und saßen an seinem Bett, in dem er einige Stunden später zufrieden aus dem irdischen Leben ging.«

DER ALTE BAUM
UND DER STURM

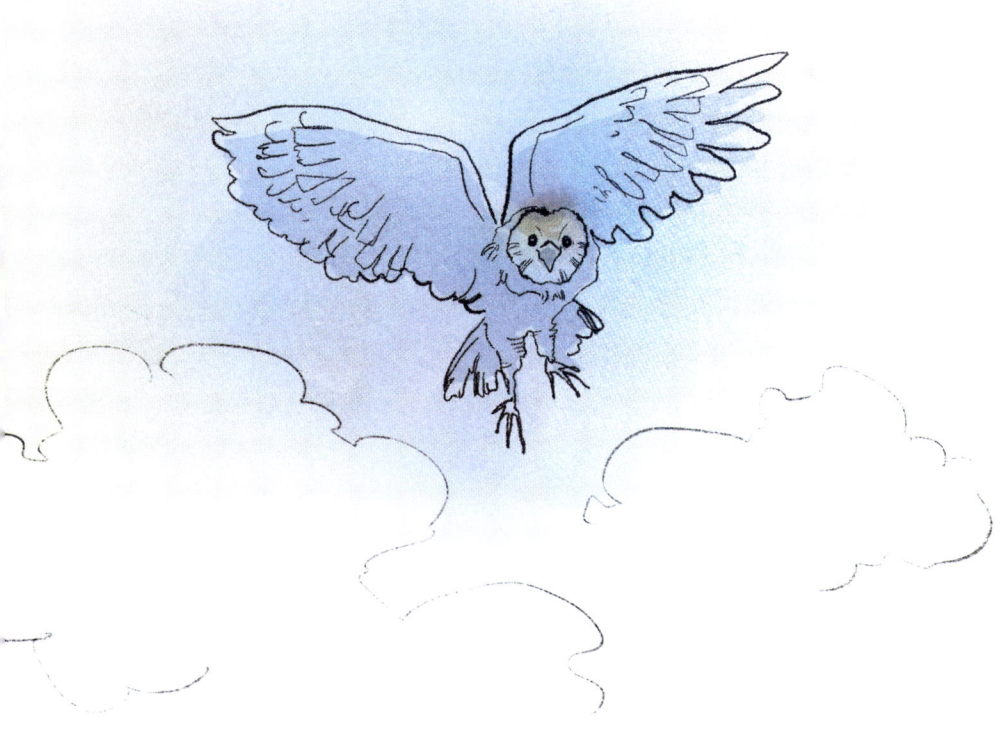

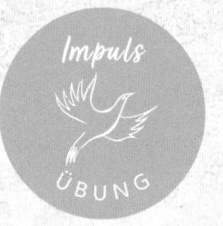

Echter Optimismus

Was ist echter Optimismus? Glauben, dass alles gut wird?
Nein! Denn wer glaubt, alles wird gut oder sogar,
er könne durch positives Denken alles gut machen,
lebt nicht in der Realität. Wirklicher Optimismus ist weise.
Er hat begriffen: Manchmal ist das Leben ein fieser Verräter.
Manchmal geht etwas schief. Aber mit jedem Misserfolg, mit
jeder Enttäuschung, mit jedem Verlust kannst du wachsen.
Deine Seele wird mit jeder Herausforderung stärker.
Es gibt keine besonderen Menschen mit einer leichten
Vergangenheit. Diese Fragen können dir helfen, eine gute
Sicht auf die Gemeinheiten des Lebens zu finden:

→ Wo kann ich mich heute entwickeln?

→ Was sollte ich loslassen oder lernen?

→ Welche Entwicklung möchte das Leben von mir?

Mal wieder beutelt mich das Leben. Ich erlebe Einschnitte, die wirklich schmerzen. Ich habe mich verletzt. Bin lahmgelegt für mehrere Wochen, während das Leben um mich herum weitergeht, zumindest mehr oder weniger. Ein wichtiges Projekt ist schiefgegangen, wegen eines Fehlers, den ich gar nicht zu verantworten habe. Und eine gute Freundin ist schwer krank, wirklich schwer. Es gibt nichts, was ich für sie tun kann, außer sie zu begleiten und für sie da zu sein. Aber wer ist für mich da, während ich im Sturm stehe? Ich versuche, mit aller Kraft dagegenzuhalten und die Dinge doch noch zu wenden, Lösungen zu finden, stark zu bleiben… Dabei fühle ich mich so schwach, und am liebsten würde ich mich unter die Decke verkriechen und nicht mehr auftauchen, bis alles wieder gut ist, von selbst.

Als ich der Alten das erzähle, nickt sie wissend. Während sie lauscht, scheint sie immer wieder nach innen zu schauen. »Weißt du«, sagt sie nach einer Weile, »die meisten Menschen glauben, den Gang der Dinge zu verändern, wenn sie sich nur genug anstrengen.« »Ja«, sage ich, »so ist es ja auch. Ich habe viel erreicht, weil ich viel dafür getan habe.« »So ist es«, sagt sie. »Aber nicht immer ist das richtig. Manchmal braucht es etwas anderes. Wenn du merkst, dass du mit dem, was du bisher getan hast, nicht mehr weiterkommst, wäre es töricht, genau das Gleiche wieder und wieder zu tun. Oder isst du etwa, wenn du dir von einem Gericht den Magen verdorben hast, vom gleichen Gericht noch einmal, dieses Mal aber mehr?«

Ich bin still. Sie hat mich direkt im Kern getroffen. Ja, natürlich habe ich das Gleiche gemacht wie immer. Das Problem erkannt und versucht, etwas zu verändern. »Was sollte ich denn sonst tun?«, frage ich verwirrt. »Ich kann doch nicht alles einfach hinnehmen, wie es geschieht, ohne etwas zu machen?« Klar, denke ich, gescheitert bin ich damit. Aber… Sie unterbricht meine trüben Gedanken. »Es geht nicht darum, nichts zu tun. Aber auch nicht das Gleiche. Denn nicht immer liegt die Lösung im Außen.

Nicht immer entwickeln wir uns, weil wir im Außen etwas verändern.

Du hast das, was passiert ist, noch nicht einmal richtig auf dich wirken lassen, bevor du es schon ändern wolltest. Du hältst nichts davon wirklich aus. Du lässt es nicht einmal richtig an dich heran. Ich kann mir vorstellen, dass es sehr wehtut zu wissen, dass deine Freundin nicht mehr gesund wird, und auch, dass das Leben so ungerecht ist, wie es bei deinem Auftrag offensichtlich war, wo du jetzt auslöffeln musst, was jemand anders verschuldet hat.« »Ja, natürlich«, stimme ich ihr zu. »Und ich weiß nicht, ob ich das aushalten will. Es ist einfach nicht in Ordnung!«

»Nun, das kommt darauf an«, sagt sie, »welche Erwartungen man hat. Erwartest du, dass dir im Leben Schmerz erspart bleibt, dann ist das, was dir passiert ist, nicht in Ordnung. Wenn du aber bereit bist, das ganze Leben als Lehrmeister zu sehen, dann gehört der Schmerz dazu.«

Eine Weile sitzen wir in der Stille des Zimmers. Nur im Holzofen knacken die Scheite, und gelegentlich stieben ein paar Funken, sodass das Halbdunkel erhellt wird.

»Mir fällt dazu eine Geschichte ein«, sagt sie nach einer Weile. »Es war einmal ein alter Baum, stark und groß. Er gehörte zu den mächtigsten Bäumen im Wald, und er wurde von vielen bewundert. Seine Krone war dicht, sein Holz hart und kräftig. Und doch wurden seit einigen Jahren seine Blätter schneller gelb als die der anderen, dort, wo sich die Tiere an ihm rieben, wurde seine Rinde rissig, und an einigen Stellen blätterte sie ab, sodass er sich vor dem Wetter und den Baumpilzen nicht mehr gut schützen konnte. Es war offensichtlich: Es würde nicht mehr lange dauern, bis er ernsthaft krank werden würde. Der

Baum wusste das, und er geriet darüber in große Verzweiflung und Verbitterung. Denn die vielen Wunden, die er nun trug, hatte er sich nicht selbst zugefügt. Tiere waren es gewesen und das Wetter. Ein Specht hatte vor einigen Jahren mit seinem spitzen Schnabel eine Höhle in seinen Stamm gebohrt, in der inzwischen eine Eule eingezogen war. Tiere rieben sich das Winterfell an seinem Stamm von der Haut und verletzten dabei seine Rinde. Insekten legten ihre Eier auf seine Blätter, und Vögel zupften Nistmaterial aus seiner Krone und pickten manchmal die zarten Triebe der Blätter im Frühjahr.

Wie der Baum eines Morgens so dastand und ärgerlich in den Himmel schaute, wo sich schwarze Wolken ballten und einen Sturm ankündigten, fragte ihn die Eule: ›Was ist mit dir, lieber alter Baum? Weshalb ärgerst du dich so?‹ ›Siehst du denn nicht, dass schon wieder ein Sturm aufzieht? Das letzte Mal wäre beinahe ein Blitz in mich eingeschlagen. Weißt du nicht, was für eine Gefahr das bedeutet? Ich könnte verbrennen, und er könnte mich spalten. Außerdem: Wohnst du nicht in einer Höhle, die der Specht in meinen heilen Stamm geschlagen hat? Du solltest wissen, wie es mir geht. Ich war einmal gesund und ganz, und nun kommt eine Verletzung zur anderen.‹

Die Eule wiegte den Kopf und wunderte sich. Ringsherum sah sie Zweige und Blätter. Der Baum überragte die anderen um

Mannshöhe, und trotz der Eulenhöhle und der Lücken in der Rinde sah er richtig lebendig aus. Ja, einige Äste waren mit der Zeit morsch geworden, nicht alle Blüten waren erblüht, und er wirkte ein wenig steif, so wie er versuchte, gegen alles anzustehen, was ihm schaden könnte.

›Baum, bist du dir ganz sicher, dass das der Grund ist für deinen Ärger?‹, versuchte sie es vorsichtig. Doch der Baum hörte ihr nicht mehr zu. Er blickte auf die immer dichter werdende Wolkendecke, die auf ihn zukam, und spannte sich von den Wurzeln bis in die Krone so fest an, wie er konnte. Wieder ein Sturm, den es zu überstehen galt, und er würde keinen Zentimeter nachgeben.

Aber auch der Sturm war stark, und schon seine ersten Ausläufer rüttelten kräftig an dem Baum. Der sammelte seine Kraft und leistete Widerstand. Er wich nicht, sondern stand stolz, stark und gerade. Die Eule, die sich in ihre Höhle zurückgezogen hatte, konnte hören, wie im Stamm des Baumes das Holz knackte und ächzte. Und der Fuchs, der ganz in der Nähe seine Höhle hatte und schon als Jungtier am Fuß des alten Baumes gespielt hatte und ihn deshalb ganz besonders liebte, hörte es ebenfalls. Er verließ seine Höhle und lief zu dem Baum. ›Alter Baum‹, rief er, ›bitte gib acht. Dieser Sturm ist zu stark. Wenn du nicht nachgibst, kann er dich brechen.‹

Aber der Baum war damit beschäftigt, dem Sturm Widerstand zu leisten, und er hörte den Fuchs nicht. Er bot dem Sturm die Stirn, der immer stärker blies und immer gewaltiger an dem Baum rüttelte. Und als der Fuchs, um nicht davongeweht zu werden, wieder in seine Höhle zurückschlüpfte, hörte er es: ein schreckliches Reißen von Holz, ein Brechen und Splittern, als ein mächtiger Ast des alten Baumes abbrach und mit ihm ein Teil des Stammes gespalten wurde, bis hinunter zur Erde. Der Baum war gebrochen.

Die Zeit schien einen Moment stillzustehen, ein Ächzen fuhr ganz durch ihn hindurch wie ein lautloser Schrei. Da ließ der Sturm nach und zog weiter, ein kräftiger Regen brach los und bedeckte die Landschaft mit seinem Schleier.

Am nächsten Morgen, als die Sonne die Tropfen auf den Blättern des alten Baumes glitzern ließ, kam der Fuchs aus seiner Höhle, und die Eule flatterte auf einen Ast, obwohl sie ja eigentlich ein nachtaktiver Vogel ist. Sie besahen sich den Schaden und den alten Baum, der nun zweigeteilt war. Der abgebrochene Ast hing zu Boden, und ein langer Riss lief mitten durch den Stamm. Auch viele andere Tiere des Waldes kamen zu dem alten Baum, der schwieg und litt und mit niemandem reden wollte. Die Eule rieb liebevoll ihren Kopf an seinem Ast und sprach mit sanfter Stimme: ›Es ist in Ordnung. Du lebst weiter, nur anders. Lass los. Den nächsten Sturm kannst du freudig begrüßen. Lass ihn wüten und wehre dich nicht.‹

Papperlapapp, sagte der Baum zu sich selbst, was für ein blödes Geschwätz. Und doch wirkten die Worte der Eule in ihm nach. Er war gescheitert, er hatte alles versucht, aber seine Kraft hatte nicht gereicht. Was, wenn die Eule recht hatte? Und wozu überhaupt so viel kämpfen? War nicht eh schon alles zerstört, was er jemals gewesen war, der stärkste und schönste und stolzeste unter den Bäumen?

In den nächsten Nächten schlief der Baum tiefer als jemals zuvor. Wie ein Echo flogen die Worte der Eule in seinem Herzen hin und her, versprachen Linderung, schmerzten, bewegten und veränderten ihn behutsam. Etwas in ihm wurde friedlicher und ruhiger, und er konnte seit Langem endlich wieder wirklich durchatmen. Wenn die Eule abends ihren Kopf aus ihrer Höhle steckte, begrüßte er sie freundlich und wünschte ihr eine gute Jagd. Er freute sich über die Besuche des Fuchses und seiner Kinder, die unter seinem Blätterdach spielten und balgten. Er beäugte neugierig die Ameisen, die im Riss seines Stammes ein Nest bauten, und er schimpfte nicht, als der Specht zurückkam und damit begann, in der Nähe der Eulenhöhle ein neues Loch in den Baum zu picken, um sich dort niederzulassen. Er beobachtete ihn, wie er geschickt mit seinem langen Schnabel das Holz zerteilte und das ein oder andere Insekt aus der Rinde zog, wenn er hungrig wurde. Es war ruhiger geworden im Herzen des alten Baumes, endlich, nach vielen, vielen Jahren.

Aber die Geschichte ist hier noch nicht zu Ende. Denn Stürme gibt es immer wieder, und der nächste ließ nicht auf sich warten. Schon im frühen Herbst braute er sich am Horizont zusammen, in hohen Wolkenbergen, schwarz und düster. Der alte Baum sah sie gleich, denn er überragte alle anderen Bäume um Mannshöhe.

Der erste Wind erreichte seine Äste und zog an ihnen. Der alte Baum ließ locker. Der Wind wurde kräftiger und begann, auch an den großen Ästen zu rütteln. Der Baum gab nach. Er entspannte sich und ließ sich vom Sturm beugen. Er wiegte sich mit dem Sturm und kam ein Stück zurück, wenn der Sturm Luft holte. Er wiegte sich wieder und spürte, wie der Sturm durch seine Krone fegte. Schon lange morsch gewordene Äste brachen ab und wurden weggeweht, zusammen mit den vertrockneten Blättern. Alte, längst schon verlassene Vogelnester flogen davon, vertrocknete Knospen wurden von den Ästen gefegt, der Stamm bog sich, ächzte, aber er hielt stand. Der Sturm hatte den Baum zum Tanz geladen, und der Baum hatte die Einladung angenommen.

*Er bewegte sich, lachte dem Sturm entgegen
und ließ sich durchwehen.*

Er spürte kaum das Splittern des morschen Holzes, er freute sich über den Raum, der plötzlich in seiner Krone entstand und durch den der Sturm nun hindurchfahren konnte. Der Eule wurde ein bisschen schwindelig, so freudig ließ sich der Baum vom Sturm bewegen, so laut schrie er ihm entgegen und forderte ihn heraus. Sie freute sich darüber. Sie würde einfach am nächsten Tag schlafen, wenn alles wieder ruhiger wäre und der Sturm fortgezogen.

Viele Stunden dauerte der Tanz des Baumes im Wind, und als es ruhig und still wurde und der Wald den Atem anhielt, sauber gewaschen, da blickte ein ganz neuer Baum zum Horizont. All das alte, morsche Geäst, an dem er so lange festgehalten hatte, ohne es bemerkt zu haben, war fort, und in seinen Astgabeln begannen Vögel munter neue Nester zu bauen. Es zwitscherte überall in seiner Krone. Die Blätter ließen die letzte Regennässe abtropfen, die Ameisen besserten ihren Bau aus, und die Füchse kamen neugierig angesprungen. Überall regte sich das Leben, überall war Geschäftigkeit, und der Baum spürte, wie er endlich wieder Raum hatte für neue Äste mit frischen Blüten, Raum für neues Leben. Und ja, so kam es. Im folgenden Jahr war er schöner als jemals zuvor. Und viele Menschen kamen in den noch langen Jahren seines Lebens, staunten über den großen Riss in seinem Stamm, erzählten sich Geschichten dazu, ritzten Herzen in seine Rinde und bewunderten ihn in seiner Würde und seiner wilden Lebendigkeit.

DIE GESCHICHTE VOM KLEINEN BAUM

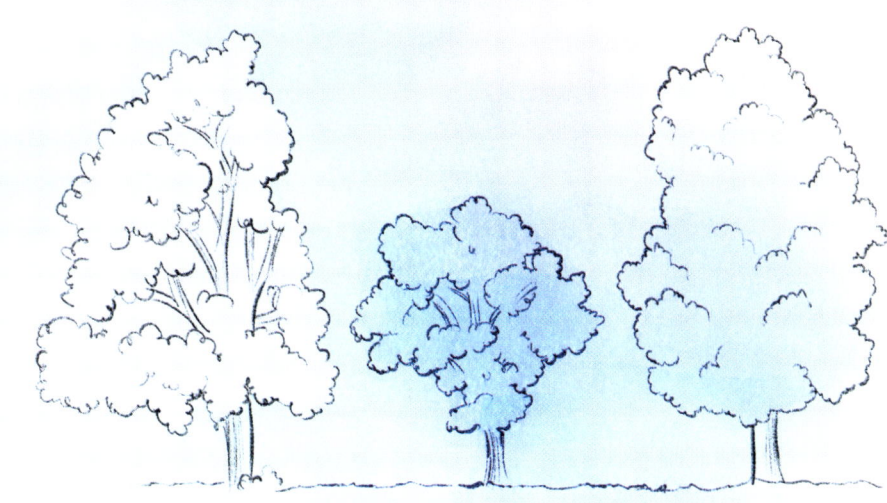

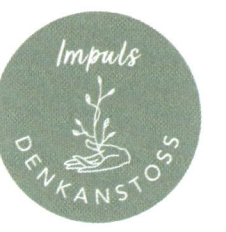

Sei, wer du bist!

Sicher machst du auch oft die Erfahrung, dass es mehr
Ansprüche gibt, als man erfüllen kann. Manches fordern
andere. Noch mehr fordert man selbst von sich. Schön sein,
erfolgreich sein, etwas darstellen, witzig sein und so weiter.
Wer ständig versucht, anders rüberzukommen, als er ist,
bekommt aber früher oder später Probleme mit sich selbst.
Deshalb sei dir treu. Du bist schüchtern? So what? Du hast
einen Fehler gemacht? Steh dazu. Du siehst nicht aus wie ein
Model? Egal, wer tut das schon?
Zu einem guten Leben gehört nicht nur, stolz auf die eigenen
Stärken zu sein, sondern sich auch mit den eigenen Schwächen
zu versöhnen. Anderen wirst du es sowieso nie ganz recht
machen können. Also sei besser gleich du selbst. Früher oder
später kommt es doch raus, wenn du dich verbiegst!

*E*s ist ein Tag, an dem ich unter den Erwartungen anderer leide, denen ich es nie recht machen kann, egal wie sehr ich es auch versuche. An diesem Tag erzählt mir die Alte die Geschichte vom kleinen Baum.

»Es war einmal eine Frau, die suchte nach einer Antwort auf eine quälende Frage und ging dazu in den Wald. Viele Stunden war sie gelaufen, auf Wegen und durch Dickicht, über einen Bach gesprungen und einen Anstieg hinauf durch wilde Heidelbeeren, da kam sie auf eine Lichtung, auf der ein prachtvoller blühender Baum stand. So schön war er, dass sie nicht satt wurde, ihn zu bestaunen, und sich ins Gras fallen ließ, um zu rasten. So saß sie noch, als nach einer Weile lautlos eine Waldfee aus dem Wald trat und sie freundlich begrüßte. Die Frau stellte ihr Fragen, und die Fee, die wissend war, antwortete. Schließlich fragte die Frau nach dem blühenden Baum.

›Das ist eine alte Geschichte‹, sagte die Fee. ›Aber wenn du möchtest, erzähle ich sie dir gern.‹ Die Frau nickte, und sie begann: ›Es war einmal ein kleiner Baum, der wuchs im Wald aus einem Samen aus dem Vorjahr. Wie alle kleinen Bäume wollte er schnell groß werden, und so reckte er seine kleinen Blätter lebenshungrig nach oben. Er war nicht allein da, wo er wuchs, und so dauerte es nicht lange, dass ihn seine Nachbarn bemerkten. Der zu seiner Linken begrüßte ihn als Erster: Willkommen, kleiner Baum! Schön, dass du da bist! Schau mich an: Ich wachse gerade und hoch, und ich verspreche dir: Wenn du es machst wie ich, wirst du bald schon ein schöner Baum sein, mit einem guten Überblick, denn das ist wichtig … Der kleine Baum bedankte sich artig, denn kleine Bäume möchten alles richtig machen. Gleich schon streckte er sich kräftig nach oben und versuchte, in die Höhe zu schießen.

Hallo, kleiner Baum, begrüßte ihn der Baum zu seiner Rechten: Schön, dass du da bist! Ich bin breit und knorrig. Wenn du so wächst wie ich, bist du vor allen Stürmen in Sicherheit und wirst alt und weise. Glaub mir, so machst du es richtig.

Der kleine Baum freute sich. So jung war er noch, und so viel hatte er schon gelernt! Nun reckte er sich auch eifrig zur Seite und versuchte, in die Breite zu wachsen. Den Stürmen zu trotzen, das hörte sich genauso gut an wie den Überblick zu haben, also ließ er sich das nicht zweimal sagen. Aber da meldete sich der Baum zu seiner Linken zu Wort: Hör nicht auf den da drüben, sagte er. Der hat keine Ahnung. Nutze deine Energie, um in die Höhe zu wachsen. Sonst ist es zu spät, und andere Bäume schneiden dich vom Licht ab!

Der kleine Baum war verwirrt und bekam es ein bisschen mit der Angst zu tun, deshalb reckte er sich noch angestrengter in die Höhe, als er die Stimme des Baums zu seiner Rechten hörte: Du lässt dich doch von dem da drüben nicht beeinflussen? So hoch, wie der seinen Kopf trägt! Schau, dass du Raum gewinnst. Niemand muss so eingebildet werden wie der da!

Der kleine Baum fühlte sich zunehmend hin- und hergerissen. Als nach einer Weile der Baum vor ihm sprach, fühlte er sich schon ganz geknickt: Hey, kleiner Baum, hast du noch nie etwas von Privatsphäre gehört? Hier ist mein Raum, und du wächst gefälligst woanders. Der Ast da drüben hat da nichts zu suchen! Schnell zog der kleine Baum den Ast zurück – nur: Wo wollte er mit ihm hin?

Kleiner Baum…, klang es von seiner Linken und von seiner Rechten, von vorn und von hinten. Und je mehr Zeit verging, umso rauer wurde der Ton, obwohl er sich doch so anstrengte. Kleiner Baum, aus dir wird nichts! Und: Kleiner Baum, du bist wirklich eine Enttäuschung, hörte er, und in seinem Herzen machte sich mehr und mehr die Verzweiflung breit. Eines Tages, als einer der Nachbarn wieder mit ihm schimpfte, hatte er einen Einfall. Er antwortete: Eins! Und als ein anderer Baum etwas zu ihm sagte, erwiderte er: Zwei! Und endlich, endlich wurde es in ihm wieder etwas ruhiger.

Jahre vergingen, der kleine Baum wuchs mehr schlecht als recht und sah ein bisschen eigenartig aus. Da kam die Waldfee vorbei und begrüßte ihn freundlich: Hallo, kleiner Baum! Willkommen im Wald! Der kleine Baum antwortete: Zweitausenddreihundertsiebenundsiebzig. Die Fee staunte nicht schlecht und sagte noch einmal: Hallo, kleiner Baum! Und der kleine Baum antwortete: Zweitausenddreihundertachtundsiebzig.

Da verstand die Fee, und sie weinte bitterlich. Sie weinte so sehr, dass ihre Tränen in den Waldboden sickerten, tiefer und tiefer, und dort die feinen Wurzeln des kleines Baumes netzten, die sie durstig tranken, sodass sie im Stamm aufstiegen bis in sein Herz. Feentränen haben magische Wirkung, und der kleine Baum …‹ Hier endete die Fee.

›Wie geht die Geschichte weiter?‹, fragte die Frau atemlos. Doch die Fee sagte nur: ›Du weißt es. Du weißt es … Du weißt es.‹ Dann verschwand sie. Die Frau betrachtete versonnen den blühenden Baum auf der Lichtung, der so perfekt, so wunderschön, so natürlich und lebendig stand, dass es eine Freude war, ihm beim Leben zuzusehen. Sie hatte in der Nacht einen besonderen Traum, und es wird gesagt, dass sie fortan nicht mehr dieselbe war.«

DIE QUELLE DER RUHE AUF WANDERSCHAFT

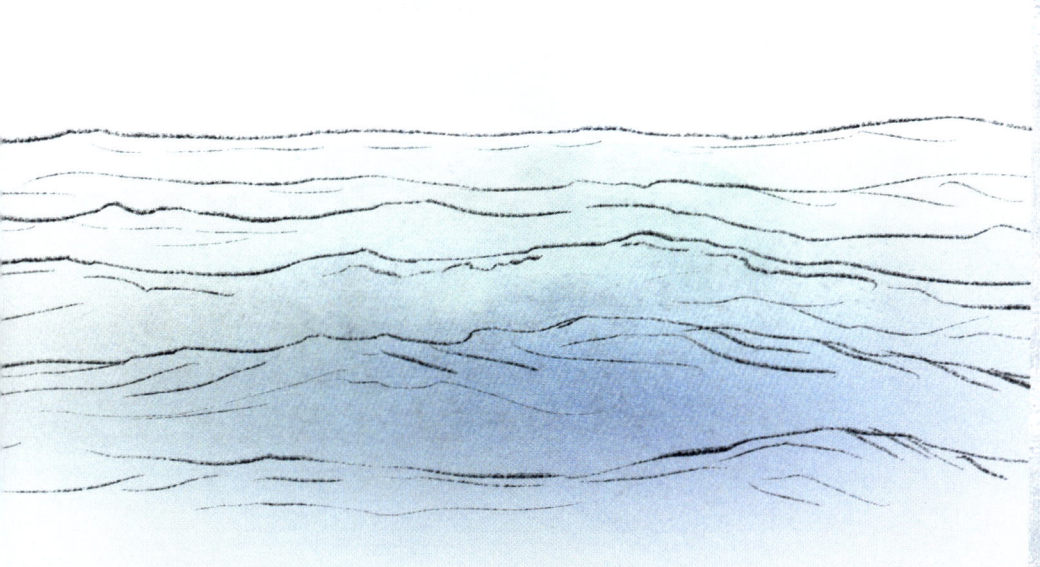

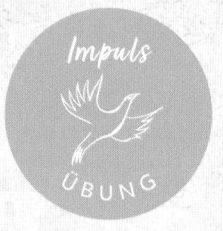

Verbann dein Handy aus dem Bett

Wenn du abends vor dem Einschlafen noch schnell deine
Mails checkst, nachschaust, was es Neues in den sozialen
Medien gibt, die Nachrichten liest oder Videos guckst, ist
dein Kopf beschäftigt. Eine halbe Stunde mindestens solltest
du zwischen der letzten Handynutzung und dem Einschlafen
verstreichen lassen. Noch besser ist es, du begrenzt die
tägliche Zeit in Social Media und mit Nachrichten auf
höchstens zwei Stunden. Dein Handy ist der größte Feind
deines Kopfes. Leg es häufiger zur Seite und komm da an,
wo du gerade bist. Gegenwärtigkeit und innere Ruhe
sind eine wunderbare Entschädigung!

»Wie kommt es, dass sich an manchen Abenden einfach keine Ruhe einstellen will?«, frage ich die Alte an einem herbstlichen Nachmittag. »Ich lege mich hin, mache die Augen zu, und plötzlich beginnt sich in meinem Kopf alles zu drehen. Die verrücktesten Gedanken tauchen auf. Dinge, an die ich den ganzen Tag nicht gedacht habe. Ideen, mit denen ich gerade nichts anfangen kann, weil ich ja im Bett liege. Sorgen, die sich mit Sachen beschäftigen, die noch gar nicht passiert sind. Und Sorgen um andere, für die ich aber überhaupt nichts tun kann. Sie sind weit weg, oder sie hören sowieso nicht auf mich und tun, was sie wollen. Eigentlich bin ich müde und will schlafen. Aber es geht nicht. Es geht einfach nicht. Mein Kopf lässt mich nicht, und manchmal macht mich das schier verrückt!«

Ich helfe der Alten gerade, den Kompost umzuschichten und die Kürbisse darauf zu ernten. »Warte noch ein bisschen, bis wir fertig sind, ja? Wenn man von der Quelle der Ruhe spricht, sollte man es dabei ruhig haben. Es wäre schade, wenn die Geschichte darunter leidet, dass du deine Aufmerksamkeit zu sehr dem Kompost zuwendest. Und der Kompost hat ebenfalls deine volle Aufmerksamkeit verdient.«

Ich verstehe, atme tief durch und nehme die Schaufel wieder
hoch. Ich bemerke, wie sich einige Kompostwürmer, die beim
Umschichten an die Oberfläche gekommen sind, zurück in den
Schutz der warmen Erde graben. Es tut gut, die fertige Kom-
posterde zu riechen, dunkel und nährstoffhaltig. Es tut gut, die
Schultern zu spüren, die die Arbeit mit der Schaufel nicht gewohnt sind. Es tut auch gut, den Schweiß im Gesicht zu fühlen und die Kühle der herbstlichen Luft, die darüberstreicht.
Durch einen feinen Hochnebel gedämpft erreicht die Sonne
den Garten als pastellenes Licht, das die Formen weichzeich-
net. Das Gras ist feucht, von Tau bedeckt, die ersten Blätter
haben sich schon eingefärbt, und dazwischen steht stolz das
Herbstgemüse: Brokkoli, die braunen Blätter der Zwiebeln und
der Kartoffeln, die in den nächsten Tagen geerntet werden,
Rotkohl, Weißkohl und Wirsing, Sellerie und Pastinaken und
ein letzter Salatkopf, der im Sommer in die Höhe geschos-
sen ist und jetzt Samen bildet für die Aussaat im nächsten
Jahr. Eine Amsel sitzt in der benachbarten Hecke, wahrscheinlich wartet sie darauf, dass wir ins Haus gehen, damit sie auf
dem Kompost ein paar Würmer abstauben kann. Jetzt traut sie
sich nicht, während wir noch arbeiten und gelegentlich ein paar
Worte wechseln. Die Alte weist mich an, sie weiß, was zu tun
ist. Sie kennt den Kompost mit traumwandlerischer Sicherheit

und kann die Erde fühlen. Es macht Freude, mit ihr zu arbeiten, und ich fühle, wie dankbar ich bin bei dieser einfachen Tätigkeit, mit kräftig klopfendem Herzen und einem verschwitzten Shirt unter meinem Pulli.

Später machen wir es uns mit warmen Decken draußen gemütlich. Die Amsel hüpft auf dem Kompost herum und zwitschert zufrieden, unter einem Haufen Zweige daneben raschelt es. In der Teekanne schwimmen getrocknete Holunderblüten und etwas Salbei. Der Tee schmeckt würzig und bittersüß.

»Die Quelle der Ruhe«, beginnt die Alte schließlich, »befindet sich in deinem Körper. Jeder Mensch besitzt sie, aber nicht jeder ist sich ihrer bewusst.« Auch ich muss erstaunt aussehen, denn sie fährt fort: »Es gab Momente in deinem Leben, in denen du dich vollkommen ruhig und im Frieden mit dir und der Welt gefühlt hast. Erinnerst du dich?«

Es ist gut, dass ich den Kompost umgeschichtet habe. Das hat den Körper bewegt und beruhigt. Nun fallen mir Situationen aus der Vergangenheit ein, in denen ich diese Ruhe gespürt habe. Beim Spielen im Garten der Oma, zwischen Beerensträuchern und der Terrasse, wo leckere Dinge auf uns Kinder warteten. Nach der Liebe. Beim Gehen am Strand, barfuß im feuchten Sand. Beim Meditieren und damals, als ich längere Zeit auf Reisen war. Aber auch in einem schlimmen Moment, als ich nach der Operation im Krankenhaus lag und wusste: Ich habe mein Kind verloren. Ich war wach bis weit in die Nacht, blickte aus dem Fenster in den dunklen Nachthimmel, in dem zwischen den Wolken die Sterne hervorschauten. Auch da hatte ich tief in mir diese Ruhe gespürt – in der Mitte meines Körpers, neben dem Herzen. Ich nicke.

»Nun«, sagt die Alte, »manchmal geht es der Quelle der Ruhe nicht gut. Wir Menschen vernachlässigen sie häufig. Dann ist es an der Zeit, dass sie sich auf eine Reise macht, um gestärkt zurückzukommen.«

Ich schließe die Augen und lausche der Geschichte: »Schon immer war die Quelle der Ruhe dort, wo sie war. Sie ruhte in sich, spendete ihr Wasser und war mit alldem wunderbar zufrieden. Aber nach und nach kam der Lärm der Welt näher, Gedankenkreisel, Getöse, Krachen und Poltern. Es nahm rings um die Quelle immer mehr Raum ein. Kaum ein Moment, in dem das Gelärme eine Pause machte, und so kam es, dass die Quelle der Ruhe beschloss, eine Reise zu machen, um sich aufzutanken und zu vergrößern. Sie flog durch die ganze Welt und suchte nach den Orten, an denen es ihr am besten gefiel. So saß sie eines Tages auf einem verschneiten Berggipfel. Die Luft war still, nur der Ruf eines Adlers wehte aus der Ferne zu ihr, bevor auch er verklang. Die hohen felsigen Berge standen stolz und unverrückbar, majestätisch atmeten sie, ihr ruhiger Puls war bis in die Tiefen zu spüren. Weit streckte sich der Horizont, und über ihr spannte sich ein unendlicher Himmel auf, der fast zu greifen war. Die Quelle blieb viele Tage, füllte sich auf mit der majestätischen Kraft der Berge und ihrem Puls. Dann flog sie weiter.

In der Wüste erwartete sie die flimmernde Hitze des Tages. Kleine Wellen von Sand bewegten sich vom Wind getrieben über die Landschaft, und in unendlicher Langsamkeit bewegten sich auch die großen Dünen. Manchmal war dem Wind zum Spielen, und er formte aus dem Sand kleine Strudel und Tornados, die ein Stück über den Boden rasten, den Sand in die Höhe zogen und dann wieder losließen. Die Luft über dem Boden flirrte, und bunte Bilder schälten sich heraus, von Kamelen, kleinen Teichen, üppigen Pflanzen, um dann wieder zu verschwinden und den Blick freizugeben auf die unendlich vielen Farben des Sandes. Wenn die Nacht hereingebrochen war, machtvoll und ohne einen Laut, spannte sich ein schwarzer Sternenhimmel über die Wüste, und Sternschnuppen flogen vorbei. Die Quelle füllte sich mit der Unendlichkeit der Wüste, mit ihren Farben und der Weite des Himmels.

Am Meer verband sie sich mit dem Atem des Wassers. Mit den Wellen kam und ging er, und der Horizont streckte sich in alle

Richtungen. Tief war das Meer und voller Geheimnisse, und am Ende jeder Nacht färbte sich der Horizont erst hellgelb und rosa, bevor rot und warm die Kugel der Sonne aufstieg und das Meer golden glitzern ließ. In der Nacht zauberte der Mond unzählige Diamanten auf die Wellenkronen. Die Quelle füllte sich mit der Kraft des Lichtes und dem Atem des Meeres.

Sie verweilte in einem alten Wald. Leise wisperten die Blätter in den Kronen der Bäume, weich war das Moos, auf dem sie sich niederließ. Harziger Duft durchwehte das Grün, und sie fand einen kleinen See, in dessen Mitte ein sonnenbeschienener Felsen zum Verweilen einlud. Ruhig lag der See, tiefblau und glasklar. Sie lauschte dem Gesang der Vögel in den knorrigen Bäumen am Rand des Sees, dem leisen Plätschern, als ein Biber in ihrer Nähe vorbeischwamm. Sie beobachtete die Wellen, die sich von seiner Bahn aus ans Ufer bewegten und dort sanft auf dem kiesigen Strand ausliefen. Sie füllte sich mit dem tiefen Grün des Waldes und der Ruhe des Sees.

Und dann kehrte sie zurück nach Hause, nahm Raum im Körper, ließ ihr Wasser kräftig strömen und füllte damit jede Zelle des Körpers. Grün, majestätisch, lichtvoll und ruhig.«

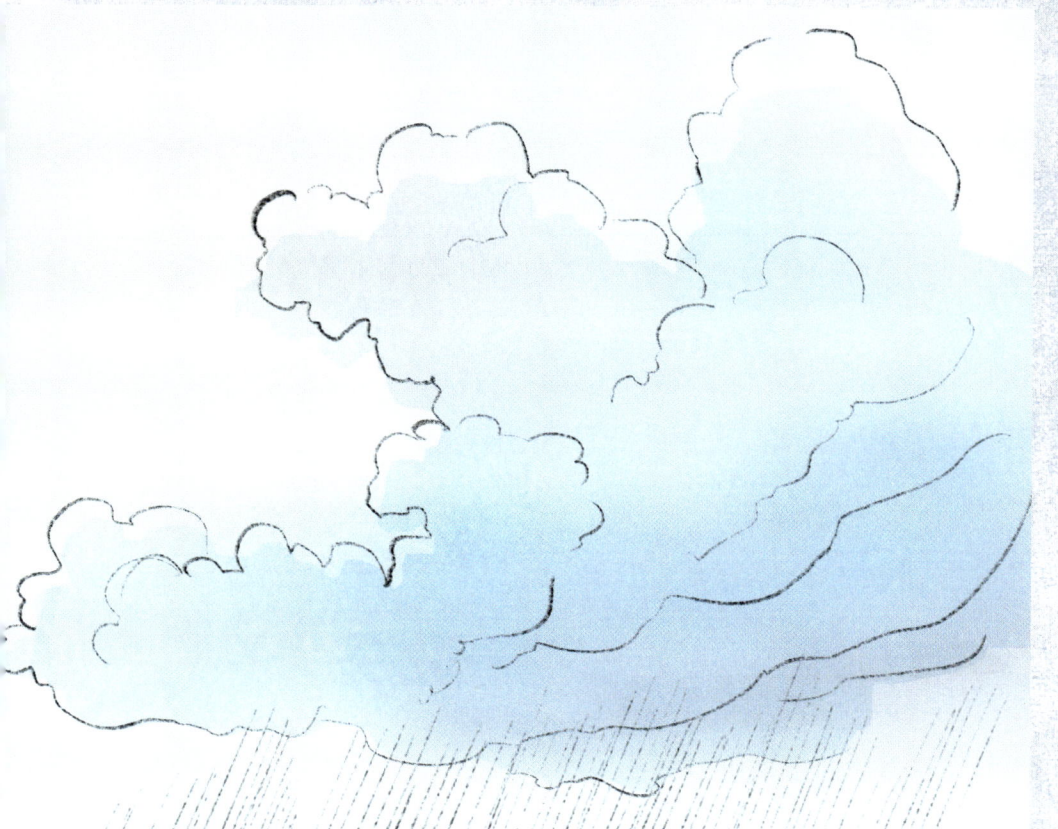

DER FLUSS UND DIE WÜSTE

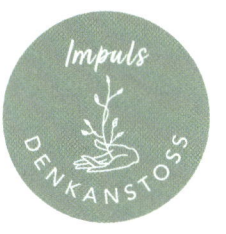

Triff Entscheidungen!

Viele belastende Gedanken sind nur deshalb da, weil wir uns nicht trauen, das zu tun, was wichtig wäre. Wir haben Angst vor negativen Konsequenzen, wenn wir uns »falsch« entscheiden – dabei sind »falsche« Entscheidungen immer besser als gar keine. Wenn du hinfällst, kannst du wieder aufstehen, und du triffst die nächste Entscheidung besser. Kaum etwas hilft besser für guten Schlaf als eine getroffene Entscheidung! Schreib alles auf, was entschieden werden sollte, Großes wie auch Kleines, mach eine lange Liste. Und triff jeden Tag eine Entscheidung, egal wie wichtig oder banal sie auch sein mag. Triff sie und halt dich daran. Deine Belohnung? Ein klarer Kopf, ein leichtes Herz!

Es ist ein Tag mit Regen. Nicht wirklich kalt, nicht wirklich warm. Ein Tag, an dem man gern wandern würde, wäre es nicht so nass. Ich hadere schon seit Tagen mit dem Wetter, mit dem Leben, mit mir selbst. Eine Veränderung steht an, aber ich trau mich nicht. Wer kann schon wissen, was auf mich wartet? Jetzt weiß ich, was ich habe, es ist sicher und zumindest nicht wirklich schrecklich. Es ist eigentlich ganz okay, und einige Menschen in meiner Umgebung wundern sich, dass ich überhaupt überlege, etwas zu verändern. Habe ich nicht lange auf das hingearbeitet, was ich aktuell habe? Ich bin ratlos. Mein Kopf sagt, dass ich zufrieden sein sollte. Aber mein Herz sehnt sich nach neuer Lebendigkeit.

Als ich bei der Alten anklopfe, scheint sie schon auf mich gewartet zu haben. Der Tee ist fertig, und sie schenkt mir einen reichen Schöpfer Suppe in eine Schale. »Iss!«, sagt sie. »Und dann erzähle mir, was dich plagt.« Das tue ich, und sie schenkt mir eine neue Geschichte:

»Nach einer langen Reise durch ganz unterschiedliche Landschaften, Schluchten und Täler, Steppen und Wälder, kommt ein Fluss eines Tages an eine große Sandwüste. Er hat noch nie eine Wüste gesehen, ockerfarbener Sand bis an den Horizont, aber weil die Wüste recht flach ist, nimmt er einfach ein bisschen Anlauf und fließt in sie hinein. Doch zu seinem großen Erstaunen versickert schon nach kurzem Weg sein Wasser im lockeren Sand.

Er überlegt und sammelt dann sein Wasser, um mit all seiner Kraft gegen die Wüste anzufließen. Doch so sehr er sich anstrengt: Wieder versickern all seine Wassermassen im Nu. Da hört er den Wind, der leise flüstert: ›Ich sehe, wie du dich anstrengst, lieber Fluss, und ich möchte dir gern helfen. Komm in mich, löse dich in mir auf, und ich trage dich über die Wüste bis jenseits des Horizonts, wo ich dich wieder loslasse.‹ Der Fluss erschrickt: ›Wie soll ich wissen, ob du mir die Wahrheit sagst? Wenn ich mich in dir auflöse, lässt du mich vielleicht nie wieder los, und es gibt mich nicht mehr. Nein, das tue ich ganz bestimmt nicht!‹ Und er nimmt all seine Kraft zusammen und fließt wieder in die Wüste hinein.

Der gewaltige Strom gelangt dieses Mal ein Stück weiter, aber schon bald ist er nur noch ein winziges Rinnsal, und die letzten Tropfen süßen Wassers versickern abermals im Sand. Der Fluss weiß nicht weiter. Wie soll er die große weite Wüste nur überwinden? Wie soll er das schaffen?

›Ich sehe, wie du dich anstrengst‹, flüstert der Wind, ›und ich weiß, dass es vergebens ist. Verlass dich auf mich, lös dich auf in mir, lass dich tragen über die Wüste. Ich nehme dich mit und achte auf dich, und wir werden höher und höher steigen bis zu den Bergen, wo ich dich wieder loslassen werde. Du brauchst nichts zu tun, du brauchst nichts zu wissen. Lass es geschehen, und du wirst sehen, es geht wie von selbst.‹

Der Fluss aber hat große Angst: ›Wie soll ich mich tragen lassen? Ich bin immer aus eigener Kraft geströmt und habe niemanden gebraucht. Meinen Weg habe ich mir selbst gesucht. Und jetzt soll ich aufgeben? Wie kann ich wissen, dass ich dann noch derselbe sein werde, wie wissen, dass es mich überhaupt noch gibt?‹ Und noch einmal sammelt er all seine Kraft und strömt mit Macht gegen den Sand. Abermals vergebens.

Sanft streicht der Wind über ihn und spricht: ›Der, der du bist, kannst du nicht bleiben. Verlass dich auf mich. Ich werde dich über die Wüste führen, und du wirst merken, wie gut es tut, schwerelos zu sein und voller Leichtigkeit. Wir werden gleiten, hin und her, fliegen bis hinter den Horizont zu den Bergen, und gemeinsam werden wir Wolken bilden. Und wenn wir uns wieder voneinander lösen, wird es regnen, und du wirst dich auf neue Weise wiederfinden. Hab Vertrauen. Wie lange willst du dein Wasser noch unnötig verschwenden?‹

Noch ein letztes Mal bäumt sich der Fluss gegen die Wüste auf. Dann lässt er ab, erschöpft und ermüdet, und mit einem

Seufzer gibt er sich hin. Der Wind gleitet leise über ihn, nimmt ihn in sich auf, verdunstet das Wasser und trägt es hoch über die Wüste, schwerelos und behutsam. Er führt den Fluss über die Wüste hinweg, über den Horizont, bis zu den Bergen.

Dort beginnt der Wind mit dem Fluss aufzusteigen, und es wird kühler. Er steigt, bis sich Wolken bilden, und Millionen winziger Tröpfchen beginnen zueinanderzufinden, die kleinen Tropfen werden zu größeren Tropfen und werden schwerer und schwerer. All das geschieht mühelos und ganz von selbst, und wahrhaftig: Der Fluss braucht nichts zu tun. Energie entsteht und heftige Luftbewegungen, Blitze und Donner, die Energie entlädt sich, und die Wolken lassen die Tropfen los.

Es regnet. Die Tropfen fallen tiefer und tiefer und treffen auf einen Boden, der sie dankbar aufnimmt. Unter der Oberfläche versickern die Tropfen, finden sich, bilden kleine Ströme, fließen zueinander, lösen sich ineinander auf, wissen klar und unbewusst die Richtung. Tief im Boden sammeln sie sich und finden den Weg zum Licht und zur Quelle, die zu sprudeln beginnt. Sie vereint sich mit anderen Quellen, aus dem Bächlein wird ein Bach, der sich mit anderen Bächen vereinigt. Und der Fluss erschafft sich neu und findet seinen Weg.«

DER BERGSEE

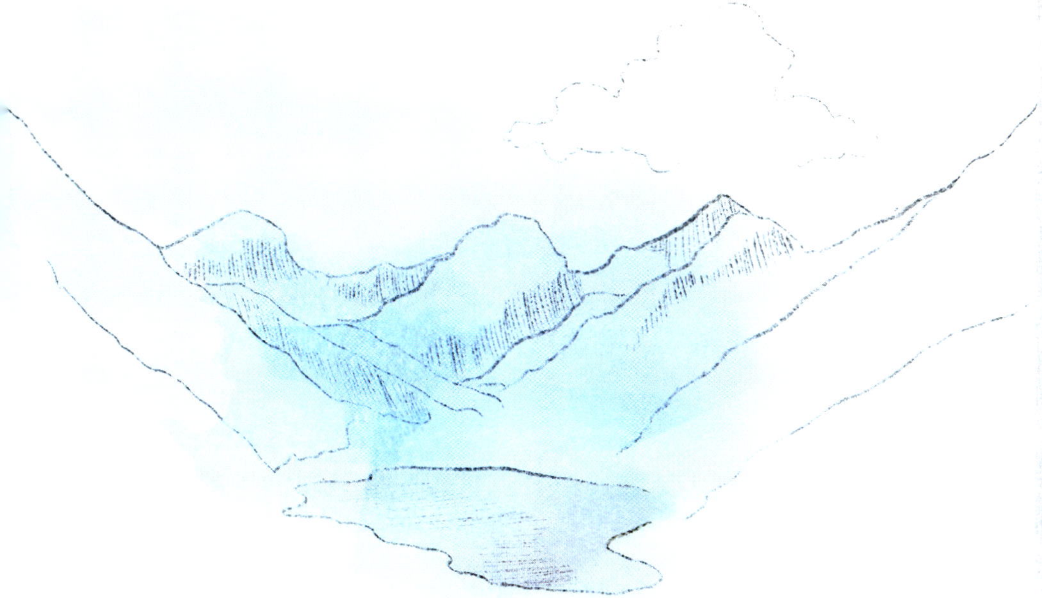

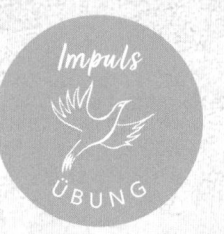

Herzatmung

Hast du dir schon einmal vorgestellt, durch dein Herz zu
atmen? Diese Art der Atmung beruhigt nicht nur den
Körper, sondern auch die Seele. Tust du es täglich ein paar
Minuten, wirst du schon nach wenigen Wochen merken,
wie du ruhiger wirst. Und glücklicher. Der Moment
vor dem Einschlafen ist perfekt dafür!
Stell dir vor, die Atemluft strömt durch dein Herz in deinen
Körper hinein und verteilt sich überall, von den Füßen bis
zum Scheitel. Sie ist frisch und bringt Sauerstoff und Vitalität
mit sich. Dann atme durch das Herz wieder aus. Dabei nimmt
dein Atem alles mit, was dich belastet, aus dem Körper, aus
dem Kopf, aus dem Herzen. Zurück bleibt nur tiefe Ruhe.

»Manchmal wirft mich das Leben hin und her«, klage ich. »Ständig passiert etwas, und dann fühle ich mich so oder so, und wenn ich mich abends hinlege, weiß ich gar nicht mehr so recht, welches der vielen Gefühle, die ich mit mir herumtrage, wirklich zu mir gehört.«

»Wie meinst du das?«, fragt mich die Alte, mit der ich am Ofen einen Tee aus duftenden Brombeerblättern trinke. »Nun, ich begegne ständig anderen Menschen mit ihren Sorgen und Stimmungen. Und dann gehen wir auseinander, und ich habe ihre Stimmungen übernommen. Manchmal auch ihre Sorgen. Und dann treibt mich das um. Gelegentlich fühle ich mich dann ganz anders als vorher, und wenn ich von Neuem jemanden treffe, übernehme ich von ihm etwas, und so geht es den ganzen Tag. Ich höre Nachrichten, und irgendetwas setzt sich in mir fest. Egal, wohin ich gehe – ständig werde ich mit Gedanken, Gefühlen und Stimmungen konfrontiert, die überhaupt nichts mit mir zu tun haben. Es ist, als wären sie ansteckend. Und was ich dann fühle, wenn ich abends zur Ruhe kommen will, ist ein riesiges Durcheinander, das ich nicht sortiert bekomme.«

Die Alte nickt, nimmt einen Schluck Tee und fragt mich: »Kennst du den Bergsee dort oben zwischen den Gipfeln?« Ich folge ihrer Hand, die durch das Fenster hinauszeigt, wo sich hinter dem Wald die Berge aufreihen, Gipfel hinter Gipfel, bis sich die höchsten Bergspitzen in der Ferne verlieren.

»Ich bin dort noch nicht gewesen.« »Nun, das würde eine Reise lohnen, denn vom Bergsee kannst du eine Menge lernen«, sagt die Alte und beginnt unvermittelt eine Geschichte zu erzählen. »Er liegt zwischen hohen Gipfeln. Tief ruht er auf festem Gestein, aber dort, wo er wohnt, ist das Leben rau, und nicht nur im Winter fegen heftige Stürme über ihn hinweg. Im Herbst platscht der Regen auf sein Wasser, sodass es spritzt, und häufig frischt innerhalb weniger Sekunden der Wind auf, sodass kräftige Wellen an seine Ufer klatschen. Niemand will diesen See mit einem Boot befahren, zu unsicher ist es. Niemand möchte in ihm schwimmen, so kalt ist er und so unberechenbar seine Strömungen. An einer Seite fließt ein Bächlein mit eiskaltem Gletscherwasser in ihn hinein. Auf der anderen Seite verlässt ihn ein Bach, der sprudelnd zu Tal plätschert, im Sommer, wenn es wärmer ist. Im Frühjahr, wenn der Schnee schmilzt, verwandelt er sich in ein rasendes gefährliches Gewässer, das alles mit sich reißt. Vollständig ausgesetzt ist der See dem Wetter, brütender Sommerhitze, die einen Teil seines Wassers verdunsten lässt, wie auch dem Eis des Winters, das seine Oberfläche verhärtet, bis eine dicke Schicht alles Wasser vollständig bedeckt.

Aber in der Tiefe, da gibt es ganz andere Strömungen. Während das Wasser an der Oberfläche vereist, regengepeitscht spritzt oder hohe Wellen wirft, herrscht in der Tiefe des Sees eine große Ruhe. Wie schon seit Jahrtausenden verteilt sich das kalte Wasser, das aus dem Gletscherbach in ihn hineinströmt und das manches edle Gestein mitbringt. Ruhig bewegen sich die Strömungen an seinem Grund, schon immer gleich, seit Anbeginn der Zeit. Die Fische kennen diese Strömungen und lassen sich von ihnen treiben, sodass sie mühelos von einer Seite des Sees zur anderen kommen. Anstrengend ist es nur an der Oberfläche.

In der Tiefe des Sees liegen viele Kostbarkeiten. Edelsteine, die das Wasser in all den Jahren aus festem Gestein gewaschen hat. Um sie zu entdecken, reicht es, in die Tiefe zu tauchen, einzutauchen in die Stille des Sees. Dort trifft man auf wärmere Orte, an denen das Wasser angenehm ist.

Ob es draußen heiß oder kalt ist, kümmert den See wenig. Denn er weiß: Das ist nur das Wetter. Es ist das, was man sieht, es ist das, was lärmt, es ist das, was auffällt. Es ist die Oberfläche. Aber der See ist viel mehr als das.«

Vor meinem inneren Auge ist das Bild eines klaren Sees entstanden, in dessen Tiefe ich tauche. Glitzernde Steine in vielen Farben bedecken an vielen Stellen seinen Grund, überall da, wo es kleine Mulden im festen Gestein gibt. Ich spüre, wie ich schwerelos mit der Strömung schwimme, gemeinsam mit den Fischen, ganz ohne Anstrengung. Wie der See gerade von draußen aussieht, scheint vollkommen egal. Ein Gewitter? Na gut. Eine Lawine? Auch gut. Regen? In Ordnung. Windstille? Sehr schön. Dann spiegeln sich die Gipfel der Berge rundherum auf der glatten Oberfläche des Sees, bis der nächste Wind sie wieder wellt.

Schwerelos gleite ich durch den See, geleitet durch die Worte der Alten, und ich spüre, dass diese Erfahrung etwas in mir verändert. Als wäre ich dort. Als wäre ich ich und als wäre ich der See. Als wäre ich schon immer gewesen. Als hätte ich alle Zeit der Welt. Als könnte ich immer wieder in mich selbst abtauchen und spüren, wie es ist, der Bergsee zu sein. Als gäbe es zwischen uns beiden nicht wirklich einen Unterschied. Als gäbe es einfach nur die Wahl.

DER KOLIBRI

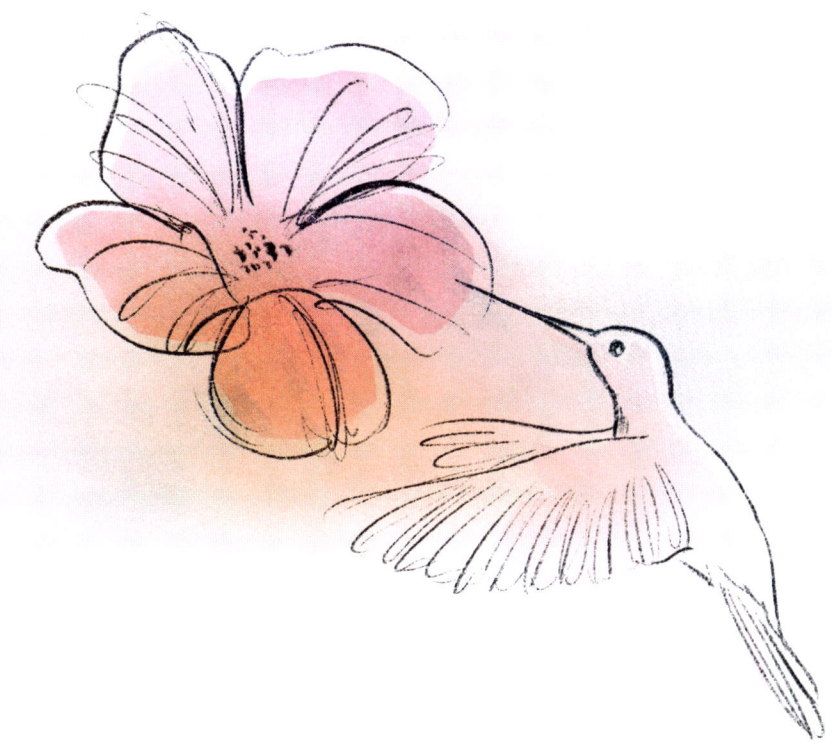

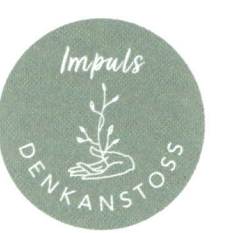

Das Richtige tun

Sicher kennst du das: Etwas, was in der Welt geschieht, schmerzt. *Es sollte anders sein*, aber das ist es nicht. Und du bist nicht groß genug, nicht mächtig genug, um es zu verändern. Oder du fühlst dich damit allein. Kein Grund, nichts zu tun. Auch kleine Gesten können viel verändern. Weil alles auf der Welt verwoben ist, kann auch ein einziger Mensch *etwas in Bewegung bringen*, anderen ein Vorbild sein, ein Beispiel, derjenige, der den ersten Dominostein zum Fallen bringt. Dabei ist nicht wichtig, ob du das bemerkst oder nicht. *Tu das Richtige,* denn jede Kleinigkeit, die du zum Guten gewendet hast, macht die Welt besser. Jeder an seinem Platz ist wichtig.

*D*ie Welt geht mir auf die Nerven. Gestern habe ich im Park mehrere Getränkedosen, Flaschen und sonstigen Müll aufgehoben. Heute sieht es fast schon wieder aus wie gestern. Wie kann es sein, dass so viele Menschen einfach alles hinter sich werfen? Wie kommt es, dass offenbar nur ich bereit bin, mich zu bücken und den Müll zur Tonne zu tragen, die lediglich ein paar Meter entfernt steht? Manchmal sehne ich mich danach, ganz allein draußen in der Natur zu leben, weit weg von allem.

»Ach«, sagt die Alte, »ich glaube, da ist es auch nicht besser.« Verwundert schaue ich sie an. »Erzählst du mir eine Geschichte?«, frage ich sie. Und sie nickt.

»Die Indianer sprechen davon, dass es eines Tages im Wald ein großes Feuer gab. An den Stämmen der Bäume leckte es, verbrannte die kleinen Triebe und die Blätter, die Büsche und das Gras, schlug hohe Wogen und drohte, alles zunichtezumachen, was im Wald lebte.

Die Tiere des Waldes sind den Bäumen gegenüber im Vorteil, denn sie können fliehen. Und so rannten, sprangen und flogen sie in alle Richtungen, nur weg vom Feuer, so schnell sie konnten.

Plötzlich sah ein Jaguar einen winzigen bunten Kolibri über seinen Kopf hinwegfliegen, allerdings in die entgegengesetzte Richtung. Der Kolibri flog nicht etwa vor dem Feuer weg, sondern direkt auf die Flammen zu!

›Kolibri!‹, rief der Jaguar, doch der kleine Vogel schien ihn nicht zu hören und blieb seiner Richtung treu. Erst kurz danach sah der Jaguar ihn erneut vorbeifliegen, diesmal vom Feuer weg, bis er dem Jaguar erneut entgegenkam. ›Bist du verrückt, Kolibri?‹, rief ihm der Jaguar dieses Mal lauter zu. ›Du fliegst schnurstracks auf das gefährliche Feuer zu. Rette dich, solange du es noch kannst!‹

›Das geht nicht‹, rief der Kolibri, ›denn ich komme vom See. Ich habe mit meinem Schnabel Wasser aufgenommen und will es auf das Feuer werfen, damit es gelöscht wird.‹

Der Jaguar lachte. Der Kolibri schien wirklich verrückt geworden zu sein. Das kann schon mal passieren, wenn ein solches Feuer wütet.

›Kolibri!‹, rief er. ›Du kannst dieses Feuer mit deinem winzigen Schnabel nicht löschen. Es ist unmöglich. Es ist viel zu groß, und du bist viel zu klein.‹

›Ich weiß das schon‹, antwortete ihm der Kolibri. ›Ich werde das Feuer allein nicht löschen. Aber der Wald ist mein Zuhause. Er hat mich immer ernährt, mit Freude und im Überfluss. Er hat mir und meiner Familie Schutz geboten, und wir waren schon miteinander verbunden, als ich noch ein ganz kleiner Kolibri war. Ich habe in dem Wald gelebt und er von mir, weil ich seine Blüten bestäubt habe, so viel ich eben konnte als kleiner Kolibri. Ich bin ein Teil von ihm, und er ist ein Teil von mir. Ich kann ihn doch nicht einfach im Stich lassen!‹

›Auch wenn ich das Feuer niemals allein löschen kann, möchte ich doch dazu beitragen, so gut ich eben kann.‹

Je länger der Jaguar dem Kolibri zuhörte, umso mehr schämte er sich. Er war viel größer als der Kolibri, aber er hatte nur an sich selbst gedacht. Aber nicht nur er hatte dem kleinen Vogel zugehört. Auch die Waldgeister hatten gelauscht, sie wachten endlich auf, von dem Mut und der Aufrichtigkeit des kleinen Tieres tief gerührt. Und sie beschlossen zu helfen. Sie bündelten ihre Kräfte, sie beschworen die Elemente, und ein sintflutartiger Regenguss ging über dem brennenden Wald herab und löschte das Feuer.

Es ist egal, wie aussichtslos eine Sache erscheint«, schließt die Alte und schaut mich direkt an. »Wenn du etwas Großes möchtest, erfülle deinen Teil.«

Nun, denke ich. Vielleicht besteht er ja darin, auch künftig mit einer Tüte durch den Park zu laufen und das aufzusammeln, was andere liegen gelassen haben.

Aber dann fällt mir noch mehr ein, was mich aufregt. Die Unfreundlichkeit vieler Leute! Ich beschließe, künftig freundlich zu anderen zu sein, egal wie sie mich behandeln.

Nach und nach wird mir manches klarer. Wir sitzen noch eine Weile zusammen, beobachten eine Hummel, die summend von Blume zu Blume fliegt, und ich muss unwillkürlich lächeln.

WARUM DIOGENES
LINSEN ISST

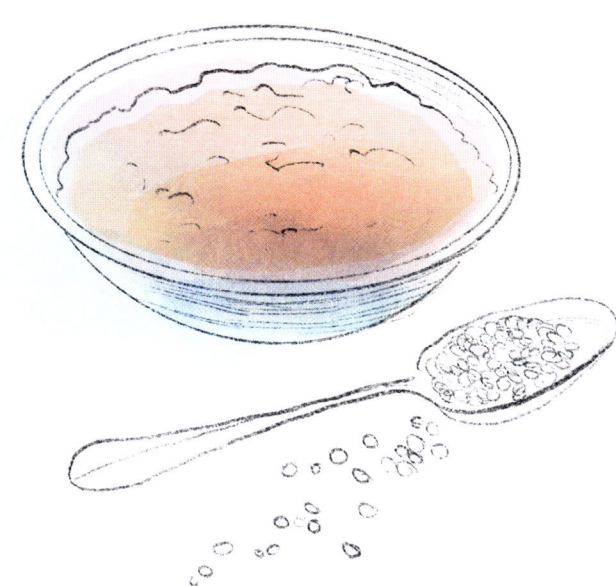

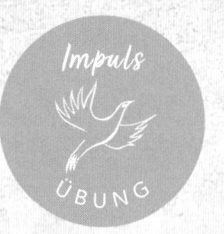

Die heilsame Kraft der Einfachheit

Das Leben ist einfacher, wenn es einfach ist. Je mehr wir haben, je mehr wir sein wollen, je mehr wir darstellen möchten, umso mehr müssen wir dafür tun. Ein Ruf möchte gepflegt werden, genauso wie eine große Wohnung und all die Sachen, die sich darin befinden. Je weniger wir haben, umso mehr können wir sein – weil wir weniger Zeit brauchen, um das zu bewahren oder zu gewinnen, was wir besitzen (wollen).

→ Wo kannst du dein Leben vereinfachen?

→ Worauf kannst du verzichten?

→ Was brauchst du wirklich?

→ Und was ist nur Ballast?

Ich finde, dies sind gute Fragen vor der Nacht. Dein Inneres kann sich in den nächsten Stunden damit beschäftigen, während du schläfst. Und morgen mit neuen Ideen aufwachst.

Obwohl ich mich schon ein bisschen weiser fühle, mag ich mich nicht damit abfinden, dass man so viel von sich selbst aufgeben muss, wenn man in bestimmten Kreisen Erfolg haben will. Wenn ich in einer Männerrunde sitze und ein Frauenwitz erzählt wird, würde ich am liebsten aufstehen und den Anwesenden klarmachen, dass solche Witze für einen Großteil der Menschen alles andere als lustig sind. Aber dann würde ich nie wieder eingeladen.

Woanders wird von einem erwartet, dass man rund um die Uhr einsatzbereit ist, egal, wie viele Kinder man hat und wie alt die sind. Und manchmal gehört man einfach nicht dazu, weil man zu arm, zu jung, zu alt, zu weiblich, zu männlich, zu homo oder zu hetero ist oder die falsche politische Meinung hat, ganz egal. Warum ist die Welt nur so ungerecht?

»Diogenes hatte schon vor weit über zweitausend Jahren das gleiche Problem«, sagt die Alte, während sie die Salbeitriebe abschneidet, die sich über das ganze Beet ausbreiten möchten. »Jedes Jahr treibt er, als wolle er ganz allein den gesamten Garten zum Duften bringen«, fährt sie zärtlich fort. »Ich werde ihn trocknen. Im Winter hilft er dann im Tee perfekt gegen Erkältungen.«

Ob sie Diogenes schon wieder vergessen hat? Aber nein. Als wir später einen frischen Salbeitee aufbrühen, erzählt sie mir die Geschichte:

»Es geht die Rede, dass Diogenes eines Tages im alten Athen auf den Stufen eines Hauses saß und einen Teller Linsen aß. Das Haus gehörte einem reichen und hoch angesehenen Patrizier, der auch just in dem Moment aus der Tür trat, als Diogenes zum zweiten Mal seinen hölzernen Löffel in die Linsen tauchte. Jeder in Athen wusste, dass ein Teller Linsen das billigste Gericht war, das man bekommen konnte, und nur die Ärmsten der Armen aßen sie jeden Tag.

Dass Diogenes das in aller Öffentlichkeit tat, dauerte den Reichen, und er beugte sich zu Diogenes hinunter und fragte: ›Diogenes, isst du denn wirklich gern Linsen?‹

›Nicht wirklich‹, antwortete Diogenes, der nicht lügen wollte. Warum sollte er auch, wegen so einer banalen Sache?

›Nun‹, sprach der Patrizier, der es gut mit Diogenes meinte, ›ich möchte dir gern einen Rat geben, den du sicher leicht befolgen kannst, denn du bist klug.‹

Diogenes schaute interessiert von seinem Teller auf und fragte: ›Wie lautet dein Rat?‹

›Nun‹, sagte der Patrizier. ›Es ist letztlich ganz einfach: Wärst du in der Lage, unserem Herrscher ein wenig mehr nach dem

Mund zu reden, bräuchtest du sicher nicht jeden Tag Linsen zu essen. Du könntest dir mit Leichtigkeit etwas Besseres leisten.‹ Diogenes dachte einen Moment nach und betrachtete den Patrizier währenddessen ausgiebig. ›Du hast recht‹, stimmte er ihm zu. ›So wäre es wohl. Aber vielleicht darf auch ich dir einen Rat geben?‹

Der Reiche wunderte sich zunächst. Wer sollte ihm schon das Wasser reichen können? Aber warum nicht? Sagte man Diogenes doch nach, dass er durch seine Weisheit schon vielen Menschen in Athen geholfen hätte. Also wollte er seinen Rat zumindest einmal anhören.

›Nun‹, begann Diogenes, ›es stimmt: Wäre ich in der Lage, unserem Herrscher nach dem Mund zu reden, müsste ich nicht jeden Tag Linsen essen. Aber wenn du in der Lage wärst, jeden Tag Linsen zu essen, dann bräuchtest du dem Herrscher nicht mehr nach dem Mund zu reden.‹«

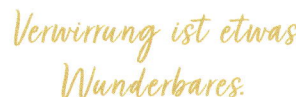

Verwirrung ist etwas Wunderbares.

Wir sitzen in der Küche der Alten und schweigen. Ich brauche eine Weile, um diese Geschichte zu verdauen. Der Salbeitee schmeckt heute bitter, aber das mag andere Gründe haben.

Ich fühle mich noch immer verwirrt, als ich einige Zeit später nach Hause komme. Aber Verwirrung ist bekanntlich etwas Wunderbares – ist sie doch der Beweis dafür, dass sich festgefahrene Gedankenmuster und Überzeugungen auflösen. Mit dieser Gewissheit kann ich in Ruhe schlafen gehen. Ich weiß: Es wird gut.

DER WEG DER GEDANKEN

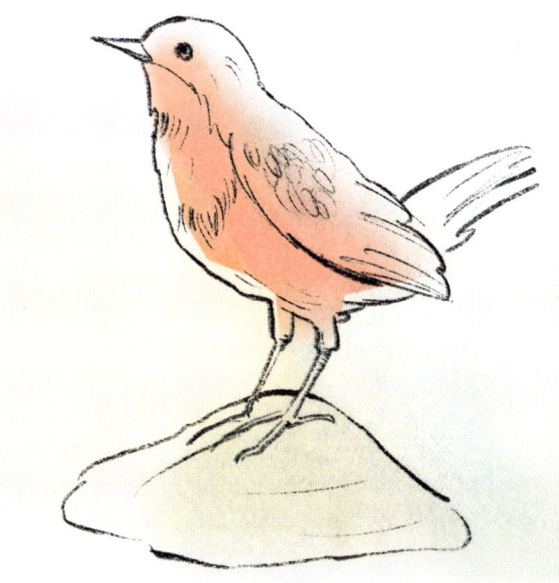

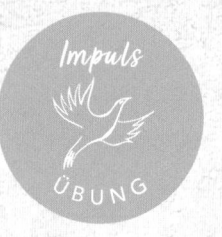

Dankbarkeit gegen Gedankenspiralen

Gedanken gewinnen Raum, wenn wir ihnen Energie und Aufmerksamkeit schenken. Tun wir das nicht mehr, lassen sie uns früher oder später in Ruhe. Wenn dich bestimmte Gedanken immer wieder quälen, verbinde sie in deinem Kopf mit Dankbarkeit. Das geht so: Taucht ein negativer Gedanke auf, sprichst du ihn leise für dich selbst und kombinierst ihn mit etwas Positivem. Zum Beispiel: »Ich mache mir Sorgen wegen der Prüfung, und ich bin dankbar dafür, dass ich genug zu essen habe.« Oder: »Ich habe Angst um mein Kind, und ich bin dankbar dafür, dass ich ein Kind habe.« Alles, was in deinem Leben positiv ist, kannst du nutzen. Es muss nicht im Zusammenhang mit dem negativen Gedanken stehen. Der Effekt dieser Übung ist umwerfend: Schon nach drei Wochen sorgst du dich weniger.

»*W*ie kann es sein, dass ich immer wieder ganz ähnliche Gedanken habe?«, frage ich die Alte an einem verregneten Abend, als wir in ihrer gemütlichen Küche am Herd sitzen. »Egal worum es geht: Ich gehe in Gedanken immer auf die gleiche Weise damit um. Ich mache mir Sorgen, was passieren könnte, wenn ich etwas Neues wage, aber ich mache mir auch Sorgen, wenn ich nichts Neues wage. Auch um andere mache ich mir Sorgen, und immer male ich mir aus, was passieren könnte. Meine Gedanken beschäftigen sich ständig mit der Zukunft und möglichen Gefahren. Ein richtiger Katastrophenradar! Als könnte das Probleme verhindern.«

»Nun«, sagt sie, »das hat mit deinen Gewohnheiten zu tun. Was du häufig tust, gewöhnst du dir an. Das gilt für die Art, wie du deine Zähne putzt, wie auch für die Art, wie du in Gedanken mit etwas umgehst. Oder putzt du dir die Zähne jeden Tag anders?«

Ich denke nach. Nein, ich mache es immer auf die gleiche Weise. Ich fange rechts unten an, putze dann unten von innen und von außen, bevor ich nach oben rechts gehe.

»Siehst du«, sagt die Alte. »So ist es beim Denken auch. Immer der gleiche Käse. Hast du mal angefangen, darüber nachzudenken, ob du eine Sache schaffen wirst, wirst du dich das ständig fragen, egal worum es geht. Hast du mal damit angefangen, dir Gedanken darüber zu machen, was jemand anders über dich denken könnte, wird das nach und nach für deinen Kopf zur Hauptbeschäftigung. Es sind Gewohnheiten. Nichts weiter.« »Die Gedanken haben also an sich gar keine wichtige Bedeutung?«, frage ich erstaunt. »Nein!«, lacht sie. »Und noch weniger irgendeinen Wahrheitsgehalt.«

Das muss ich erst einmal verdauen. Ich trinke ein paar Schlucke von dem heißen Tee aus Hagebutten und getrockneten Apfelstückchen, der mir angenehm den Magen wärmt.

»Heißt das, ich könnte mir auch etwas anderes angewöhnen?«, frage ich. »Zum Beispiel in allem nach dem Guten suchen, nach der Chance oder nach dem, was ich lernen kann? Oder mir Gedanken darüber machen, wie ich die Herausforderungen lösen kann, die ich heute habe, anstatt schon Tage oder gar Wochen vorauszudenken?«

»Natürlich«, lacht sie. »Ich erzähle dir eine Geschichte: Es war einmal ein Mann, der nicht mehr weiterwusste. Er hatte genug zum Leben, ein Dach über dem Kopf, seine Frau liebte ihn aufrichtig und hatte ihm gesunde Kinder geschenkt, er verdiente ordentlich, und trotzdem machte er sich ständig Sorgen. Was auch immer er tat, sein Kopf wollte einfach keine Ruhe geben.

Manchmal trank er ein paar Gläser Schnaps. Dann war es für ein paar Stunden besser. Aber sobald er am nächsten Morgen aufwachte, ging das Geratter wieder los. Dazu kam, dass er auch für seine Familie keine große Freude war. Ständig lief er mit Sorgenfalten durch die Gegend, konnte sich nicht wirklich freuen und war immer wieder gereizt.

Da schickte ihn seine Frau, die langsam genug hatte, in die Berge: ›Mach dich auf eine Wanderung. Man kann es mit dir kaum noch aushalten. Die frische Luft in den Bergen wird dir den Kopf kräftig durchwehen und die Sorgen mitnehmen. Aber komm erst zurück, wenn das gelungen ist!‹

Mit hängendem Kopf machte sich der Mann auf den Weg. Er war noch nie in den Bergen gewesen, und so beschlichen ihn viele Sorgen, was ihm zustoßen könnte. Gab es vielleicht wilde Tiere? Würde es schneien, würde er erfrieren? Würde seine Frau wirklich auf ihn warten? Und was, wenn es ihm nicht gelänge, seinen Kopf von den quälenden Gedanken zu befreien? Er grübelte so sehr, dass er die schöne und wilder werdende Landschaft um sich herum gar nicht bemerkte. So wanderte er viele Tage.

Da kam er eines Tages an eine tiefe Schlucht. Zu beiden Seiten klaffte sie in der Landschaft, schroffe Felsen stürzten ins Tal, und der breite Weg, dem er bisher gefolgt war, hörte auf. Ein kleiner Pfad schlängelte sich den Felsen hinab, kaum zu erkennen, auf schmalen Terrassen und zerklüftete Treppen hinunter. Ein Schild stand da, auf dem geschrieben stand: ›Pfad der Gedanken.‹ Und:

> ›Lass alle Furcht hier und steige mutig hinab. Was du brauchst, nimm mit. Was nicht, lass am Rand des Weges.‹

Als er einen Moment innehielt, hörte er das Geraschel, Geschnatter und Geknarze vieler leiser Stimmen. Er beugte sich ein wenig nach vorn, um in die Schlucht hinunterzuschauen, und entdeckte seitlich des Wegs unzählige kleine Gestalten, die sich angeregt unterhielten. Manche lachten ungestüm, andere argumentierten, wieder andere sprachen besorgt oder zornig, manche schnatterten einfach drauflos. Manche waren hell und strahlten, andere wirkten dunkel und schattig. Ob das wohl die Gedanken waren?

Er hatte nichts mehr zu verlieren. Also machte er sich an den Abstieg. Schon nach einigen vorsichtigen Schritten auf dem abschüssigen Weg hüpften zwei kleine düstere Gestalten aus seinem Kopf und machten es sich am Wegrand bequem. Dort begannen sie eine angeregte Diskussion mit ihren Nachbarn.

Und der Wanderer spürte, wie sich sein Kopf leichter anfühlte. Was sie dort taten, wo sie herkamen und was das alles bedeutete, war ihm plötzlich ganz egal. Auch, wie er hinunter in die Schlucht und auf der anderen Seite wieder hinaufkommen sollte. Er konzentrierte sich auf den Weg und tat einen Schritt nach dem anderen. Einen Schritt nach dem anderen. Und dann wieder einen nach dem anderen. So kletterte er abwärts, und nach einer ganzen Weile bemerkte er mit Erstaunen, dass er schon beinahe unten angekommen war, während ihm immer wieder kleine Gestalten aus dem Kopf gewichen waren.

Links von ihm saß ein freundliches Wesen, das ihn anlächelte. Spontan streckte er seine geöffnete Hand nach ihm aus, es sprang hinein und verblasste. Da hörte er es in seinem Kopf sprechen: ›Du machst das gut. Ein Schritt nach dem anderen.‹ Dabei spürte er sein Wohlwollen, und eine angenehme Wärme machte sich in seinem Herzen breit.

Als er unten angekommen war, rastete er an dem kleinen sprudelnden Bach, der durch die Schlucht floss, beobachtete eine Wasseramsel, die von Stein zu Stein hüpfte, genoss die wärmenden Strahlen der Sonne auf seiner Haut und bemerkte ein weiteres kleines Wesen zu seiner Rechten, das ihn neugierig mit strahlenden Augen anschaute. Noch einmal streckte er die Hand aus, es hüpfte drauf und verblasste. Da wurde ihm bewusst, wie sehr er seine Familie liebte. Er hatte Sehnsucht nach seinen Kindern und vermisste seine Frau. Es war Zeit, nach Hause zu gehen!«

Als ich an diesem Abend nach Hause laufe, mache ich mir Gedanken, wie die kleinen Gestalten in meinem Kopf wohl aussehen. Die sorgenvollen brauche ich doch eigentlich nicht mehr. Ich lade sie ein, sich am Wegrand auszuruhen, und wirklich, ich habe das Gefühl, ein Schatten würde aus meinem Kopf springen. Es fühlt sich leichter an! Ich schreite freudig aus. Wen ich wohl einladen will in meinen Kopf? Die Zuversicht? Den Mut? Die Freude? Die Leichtigkeit? Ich würde mich überraschen lassen. Wenn es so weit ist, werde ich es bemerken. Ich bin mir ganz sicher.

DER WERT DES RINGES

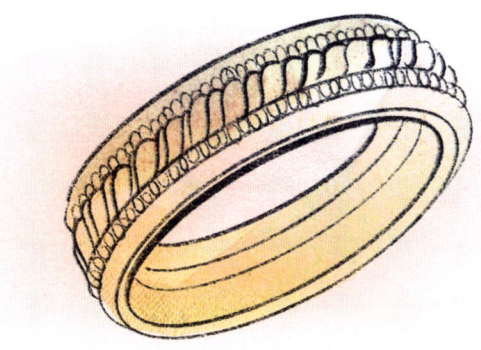

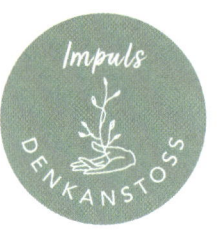

Du bist wertvoll!

Nicht immer machen wir uns ausreichend bewusst, wie
wertvoll wir sind. Wir erwarten es häufig von anderen. Aber
weshalb sollten dich andere besser behandeln, als du das
selbst machst? Nimm dir – am besten jetzt gleich – Zeit, um
dich an drei Dinge zu erinnern, die dich besonders machen
und die du an dir magst. Sag dir dreimal: »Ich mag an mir
selbst…« und schau, wie der Satz sich fortsetzt.
Besonders spannend ist der Impuls, wenn du ihn immer
wieder nutzt und dir jeden Abend etwas anderes sagst.
Vielleicht glaubst du, dir fällt bald nichts mehr ein?
Gilt nicht! Probier es aus. Du wirst überrascht sein,
wie viel an dir liebenswert ist!

»Man muss sich oft so anstrengen, um auch nur ein biss-chen Wertschätzung von anderen zu bekommen! Nie kann man es ihnen recht machen, egal wie sehr man sich auch anstrengt. Ständig haben sie etwas an einem auszusetzen. Mal dieses, mal jenes.«

»Leidest du darunter?«, fragt die Alte, die an dem sonnigen Fleckchen vor dem Haus den Rosmarin verjüngt.

»Natürlich!«, rufe ich. »Ist das nicht normal?«

»Offenbar kennst du die Geschichte vom Wert des Ringes nicht«, bemerkt sie und beginnt zu erzählen:

»Ein junger Mann wusste sich in seiner Verzweiflung nicht anders zu helfen, als einen Weisen um Rat aufzusuchen. Nachdem er viele Tage gewandert war, trat er in die Hütte des Weisen und sprach: ›Ich weiß nicht mehr weiter. Egal, wo ich hinkomme: Ich bin nicht willkommen. Niemand schätzt mich. Egal, was ich mache: Immer sagt jemand, ich sei unfähig oder dumm, und ich …‹

Der Weise unterbrach ihn mit einer Bewegung seiner Hand und sprach: ›Ich kann dir leider nicht helfen. Ich muss mich erst um mein eigenes Problem kümmern. Danach kann ich mir vielleicht für dich Zeit nehmen.‹

Da erbleichte der junge Mann, denn diese Situation kannte er nur allzu gut. Schon wieder wurde er nicht für voll genommen und abgewiesen.

›Obwohl – vielleicht kannst du mir mit meinem Problem helfen‹, überlegte der Weise, und er zog einen Ring von seiner Hand. ›Nimm doch bitte den Ring und das Pferd vor der Tür, reite auf den Markt im Dorf und verkaufe den Ring für mich. Aber gib ihn auf keinen Fall für weniger als ein Goldstück her. Wenn du mit dem Goldstück zurückkommst, habe ich vielleicht Zeit für dich.‹

Der junge Mann biss die Zähne zusammen und tat wie ihm geheißen. Auf dem Markt angekommen, bot er den Ring allen an, die er traf. Manche Menschen liefen sofort weiter, ohne den Ring auch nur genauer anzuschauen. Einige betrachteten ihn neugierig, aber als der junge Mann den Preis nannte, schüttelten sie den Kopf, manche lachten ihn sogar aus. Eine Frau nahm sich etwas Zeit, um ihm freundlich zu erklären, dass der Ring niemals so viel wert sei wie ein Goldstück, und bot ihm ein Silberstück und ein paar Kupfermünzen dafür an. Der junge Mann wäre den Ring gern losgeworden, aber er erinnerte sich an die Worte des Meisters und lehnte ab.

Schließlich kehrte er unverrichteter Dinge und mit hängenden Schultern zur Hütte des Weisen zurück. ›Es tut mir schrecklich leid!‹, sagte er, ›aber ich habe es nicht geschafft, jemanden über den wahren Wert des Ringes hinwegzutäuschen und ihn zu verkaufen. Was soll ich tun?‹

›Du sagst etwas Wichtiges‹, sprach der Meister und blickte ihn freundlich an. ›Vielleicht wäre es gut, erst einmal herauszufinden, was der wahre Wert des Ringes ist. Reite noch einmal mit dem Ring los, dieses Mal in die Stadt. Ich gebe dir die Adresse eines Schmuckhändlers, der dir sagen kann, was der wahre Wert des Ringes ist. Aber egal, wie viel er dir anbietet: Bring den Ring auf jeden Fall wieder hierher zurück.‹

So tat der junge Mann. Der Schmuckhändler setzte sich sein Monokel auf die Nase und betrachtete den Ring lange, drehte ihn hin und her, wog ihn und sagte dann: ›Nun, für diesen Ring könnte ich dir vierundfünfzig Goldstücke geben.‹

›Vierundfünfzig?!‹, rief der junge Mann erschüttert.

›Ja. Ich weiß: Wenn man Zeit hätte, könnte man sicher bis zu siebzig Goldstücke dafür bekommen. Aber wenn es ein Notverkauf ist …‹

›Wie kann das sein?‹, fragte der Mann einige Stunden später den Weisen, als er ihm den Ring zurückbrachte.

›Nun‹, sprach der Meister, ›mit dem Wert des Ringes ist es wie mit deinem. Du bist einzigartig und wertvoll, aber nur ein Fachmann erkennt das.

*Du bist einzigartig und wertvoll, aber nur
ein Fachmann erkennt das.*

Warum also erwartest du von allen, dass sie dich wertschätzen, und machst deinen eigenen Wert daran fest?‹
Mit diesen Worten nahm er den Ring wieder an sich und zog ihn über seinen Finger.«

DIE BEIDEN HOLZFÄLLER

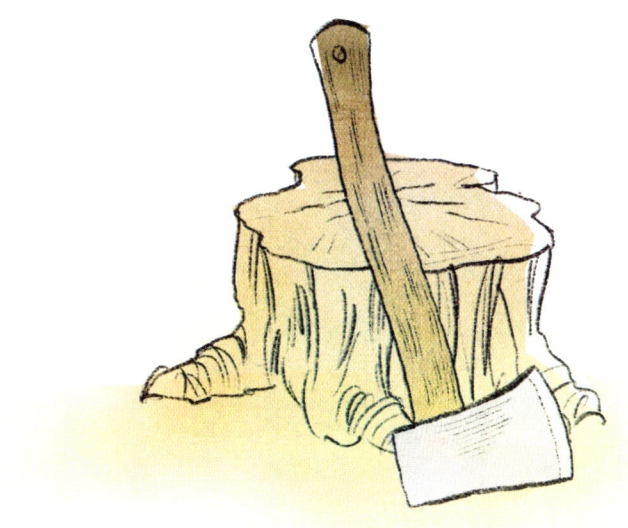

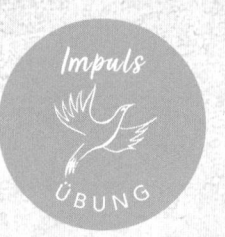

Ausruhen sollte man, wenn man keine Zeit dafür hat

Kennst du diese Tage? Alles kommt auf einmal, und man ist nur am Machen. Gerade an diesen Tagen nimm dir bewusst Pausen, um genug Kraft für alles zu haben:

→ Setz dich drei Minuten lang bewusst hin, schließ die Augen und beobachte deinen Atem.

→ Lies ein paar Seiten in einem Buch.

→ Geh kurz an die frische Luft, um auf andere Gedanken zu kommen.

→ Schreib einem lieben Menschen ein paar Zeilen.

→ Mach dir deinen Lieblingstee oder einen Kaffee und trink ihn ganz bewusst.

»Du siehst erschöpft aus«, bemerkt die Alte, als ich in ihre Küche trete. Ich war mehr als drei Wochen nicht bei ihr. »Ich hatte viel zu tun«, entschuldige ich mich.

»Du brauchst dich nicht zu entschuldigen«, lächelt sie. »Wahrscheinlich wirst du mir gleich sagen, dass es eben Zeiten gibt, in denen man die Zähne zusammenbeißen und durchhalten muss und in denen es keine Zeit für Pausen gibt.« Woher nur kennt sie mich so gut? Genau das hätte ich gesagt, wenn sie nicht schneller gewesen wäre. Ein bisschen schuldbewusst senke ich den Kopf. »Vielleicht hast du ja eine Idee, wie ich das künftig besser machen kann?«, frage ich sie. »Einen Plan, der mir hilft, dass nicht so viel zusammenkommt? Mehr Struktur? Oder mehr Disziplin?« »So etwas Ähnliches«, sagt sie. »Möchtest du die Geschichte von den beiden Holzfällern hören? Vielleicht gibt sie dir eine Antwort.«

Natürlich will ich die Geschichte hören, und die Alte beginnt zu erzählen.

»Es waren einmal zwei Holzfäller, die arbeiteten für einen strengen und geizigen Herrn. Man konnte seine Angestellten oft schon von Weitem erkennen: Sie hatten verspannte Schultern, ein verkniffenes oder faltiges Gesicht, und es war ihnen gar nicht zum Lachen zumute. Manche hielten die schwere Arbeit gar nicht lange durch und suchten sich schon nach kurzer Zeit einen neuen Herrn. So kam es, dass die Stelle eines Holzfällers frei wurde, und ein fröhlicher und kräftiger Mann bewarb sich. Weil er Kraft zu haben schien und mit der Axt umzugehen wusste, wurde er eingestellt und am gleichen Morgen in den Wald geschickt – zusammen mit einem zweiten, der schon länger für den strengen Herrn arbeitete. Sie sollten zusammen ein kleines Wäldchen schlagen, und bis zum Abend sollte die Arbeit vollbracht sein. Es war eine Menge Holz, das sahen sie gleich, aber weil der alte Arbeiter das schon gewohnt war, machte er sich ohne Umschweife an die Arbeit. Der neue Holzfäller ging kurz herum und begann dann ebenfalls.

Aber schon nach zwei Stunden machte der junge Mann eine Pause, setzte sich auf einen Baumstumpf und pfiff durch die Lippen. Der alte schlug weiter, denn er wusste: Würden sie am Abend nicht fertig sein, wäre der Herr sehr erzürnt. Als der junge Kollege nach weiteren zwei Stunden erneut eine Pause machte, wurde er ärgerlich. Na gut, der Holzfäller war neu, vielleicht war er die schwere Arbeit nicht gewohnt, aber sollte er, der Ältere, deshalb die Arbeit allein machen?

Als sich der junge Holzfäller zum dritten Mal hinsetzte, kurz nach Mittag, einen Schluck Wasser nahm und dann wieder durch die Zähne pfiff, platzte dem anderen der Kragen: »Nur weil du neu bist, musst du nicht glauben, dass du dich faul zurücklehnen kannst, während ich deine Arbeit mitmache. Für dich gelten die gleichen Regeln wie für mich und alle anderen. Das Wäldchen muss geschlagen werden, und wenn du etwas vom Holzfällen verstehst, siehst du genauso wie ich, dass es viel Arbeit ist. Du nimmst dir heute aber schon zum dritten Mal eine Pause und setzt dich gemütlich hin. Meinst du denn, das Holz schlägt sich von allein? Wir müssen heute fertig werden, ich bin nicht bereit, deinen Teil mitzumachen, aber ich bin auch nicht bereit, für dich den Ärger abzubekommen. Also steh auf und mach weiter! Mir ist egal, ob dir die Arme wehtun oder nicht, ob du müde bist oder nicht, ob du die schwere Arbeit gewohnt bist oder nicht. Arbeit ist kein Vergnügen, und eine Pause kann man dann machen, wenn sie erledigt ist. Wenn du das bisher noch nicht gelernt hast, dann lerne es heute!« So sprach er und baute sich dabei wütend vor dem jungen Holzfäller auf.

Der schaute erstaunt auf, mit großen und freundlichen Augen. Dann deutete er auf seinen Haufen Holz. Er war groß und breit, eine Menge Holz lag da. »Schau«, sprach der junge Holzfäller. »Ich habe mehr Holz geschlagen als du. Ich war nicht faul, ich habe gearbeitet, die ganze Zeit lang.«

»Das kann nicht mit rechten Dingen zugehen! Das ist nicht möglich!«, rief überrascht und verblüfft der Ältere. »Doch«, sprach
der junge Holzfäller. »Schau: Ich habe dreimal eine Pause gemacht, das stimmt. Aber ich habe in den Pausen meine Axt geschärft. Deshalb habe ich mehr Holz geschlagen als du.«

*Aber ich habe in den Pausen
meine Axt geschärft.*

Ich spüre, dass mir diese Geschichte etwas sagen will. Ja,
meine Axt hatte ich lange nicht mehr geschärft. »Danke!«, sage
ich zu der Alten, und: »Hast du vielleicht einen guten Tee für
mich?«

Das hat sie, wie immer, und wir sitzen lange beieinander und
tauschen unsere Gedanken aus. Es ist ein guter Abend, und ich
gehe erfrischt und erholt nach Hause – bereit für die nächsten
Horausforderungen

DIE GESCHICHTE VON DER BLUMENZWIEBEL

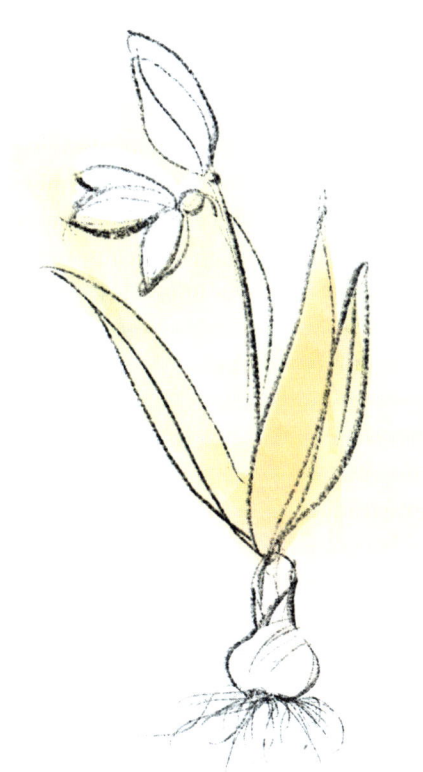

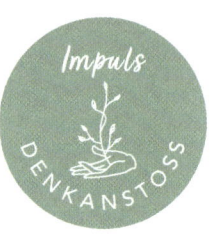

Das Traumtagebuch

Immer wieder spricht dein Unterbewusstsein mit dir – jede Nacht im Traum. Oft verstehst du vielleicht nicht gleich, was es dir sagen will. Oder du erinnerst dich morgens nicht an deine Träume. Drei bis vier sind es jede Nacht. Und es gibt einen Weg, mehr über sie zu erfahren: Wenn du ein kleines Tagebuch direkt neben dein Bett legst, mit einem schönen Stift, kannst du direkt nach dem Aufwachen aufschreiben, woran du dich aus der Nacht noch erinnerst. Anfangs sind es vielleicht nur Bruchstücke, einzelne Bilder oder ein Gefühl. Nach und nach werden die Erinnerungen klarer, ganze Träume tauchen auf, und du weißt immer genauer, was in dir geschieht. Du erfährst *Spannendes über dich selbst* und wirst immer besser verstehen, was dich beschäftigt und warum.

Wie geht das, etwas Altes, das das ganze Leben lang normal zu sein schien, einfach loszulassen? Diese Frage beschäftigt mich schon lange. Ich kann mich gut von Dingen trennen, aber wenn es darum geht, etwas zu verändern, was mich selbst verändern würde, dann bekomme ich kalte Füße. Das fängt schon an, wenn es darum geht, in einer vertrauten Runde zu einer Meinung zu stehen, die ich bisher immer zurückgehalten hatte. Es geht mir genauso, wenn ich mich von einem Freund trennen will, von dem ich weiß, dass er schon lange nicht mehr zu mir passt und mir schon lange nicht mehr guttut. Ich bekomme Angst, in meinem Kopf tauchen Tausende von Gründen auf, es doch nicht zu tun oder es nicht heute zu tun. Ich denke plötzlich, dass ich diesen Freund bestimmt noch brauchen würde oder dass es an mir selbst läge, dass ich mich mit ihm nicht wohlfühle, und nicht an den verschiedenen Wegen, die wir in den letzten Jahren eingeschlagen hatten. Dann versuche ich mich eher zu verbiegen, als mir neue Freunde zu suchen, und ich tu unglaublich viel, was mir eigentlich schadet. Ich weiß es – und tu es trotzdem!

»Gibt es nicht eine bessere Lösung?«, frage ich die Alte. »Es ist jedes Mal das Gleiche, zum Schluss ist die Freundschaft doch beendet, aber es dauert ewig, bis es so weit ist. Könnte ich den ganzen Prozess abkürzen, würde ich nicht nur viel Energie und viele Nerven sparen, sondern bestimmt auch besser schlafen! Kennst du nicht eine Geschichte, die mir dabei helfen kann?«

Die Alte muss nicht lang überlegen. »Es war einmal eine Blumenzwiebel, die lag in einem Karton in einem trockenen Schuppen, inmitten der anderen Blumenzwiebeln. Sie hatten gemeinsam in der Kühle des Schuppens überwintert, und als draußen die Vögel zu zwitschern begannen, kam der Gärtner in den Schuppen, um alles für den Frühling und die Aussaat vorzubereiten. Er nahm auch den Karton mit den Blumenzwiebeln in die Hand, freute sich über deren Vielfalt und sprach: ›In ein paar Tagen, wenn das Wetter mild bleibt, lege ich euch in die Erde. Es ist Zeit.‹

Die Blumenzwiebel erschrak. Der Gärtner wollte sie in die kalte, feuchte und dunkle Erde legen? Wie sollte sie dort atmen, wie weiterleben? Sie wollte nicht, und sie rutschte zwischen alle anderen Blumenzwiebeln hindurch bis ganz auf den Grund des Kartons. Vielleicht würde der Gärtner ja nicht alle Blumenzwiebeln eingraben wollen, und dann könnte sie mit etwas Glück davonkommen. Jedes Mal, wenn der Gärtner wieder in den Schuppen kam, machte sie sich ganz klein und versuchte sich so gut es ging zu verstecken. Sie wollte in dem Schuppen bleiben, in dem sie sich auskannte, in dem es mild war und trocken und in dem sie so lange gut gelebt hatte.

Das Wetter blieb mild, und so geschah es, dass der Gärtner ein paar Tage später den Karton mit allen Blumenzwiebeln packte und in den Garten trug. Eine Zwiebel nach der anderen griff er heraus. Die Blumenzwiebel zitterte vor Angst. Alle ihre Freundinnen, die ihr so lange Gesellschaft geleistet hatten, verschwanden, eine nach der anderen. Und dann sah sie, als der Karton schon fast leer war, die Hand des Gärtners auf sich zukommen. Sie versuchte sich zu wehren, aber es war zwecklos. Sie wurde durch die Luft getragen, dem Boden entgegen, sah das Loch, das dort gegraben war, wurde hineingelegt, und bevor sie es sich versah, fiel feuchte schwere Erde auf sie, und es wurde dunkel. Vollständig dunkel. Kaum wagte sie zu atmen. Würde sie jetzt sterben?

Der erste Tag verging, die erste Nacht. Regen fiel, und die Blumenzwiebel spürte das Wasser und wie sich in ihrem Innern etwas regte. Es wurde wärmer, von oben wurde die Erde von der Sonne gewärmt. Sie bekam Sehnsucht, der Wärme entgegenzustreben.

Am nächsten Tag hatte sie schreckliche Schmerzen. In ihrem Inneren drückte und zog es, und sie fühlte sich, als würde sie auseinanderbrechen. Sie konnte nichts dagegen tun, es geschah, und es war stärker als ihre Angst. Der Schmerz wurde intensiver. Sie versuchte, sich zusammenzuhalten, bis der Druck zu stark wurde und aus ihrer Spitze ein Spross brach. Der war weiß, und er strebte nach oben.

Die Blumenzwiebel wunderte sich. Der Schmerz war weg, und sie fühlte sich plötzlich wunderbar. Und als einige Tage später der Spross die Krumen der Erde durchbrach und zum Licht vorstieß, fühlte sie eine Freude wie noch nie zuvor. Kurze Zeit darauf schwoll eine Blütenknospe an, wurde größer, erblühte, Blätter sprossen und reckten sich zum Himmel. Sie brachte den Garten zum Leuchten. Dass sie das vermochte, hätte sie nie gedacht.«

»Das ist eine schöne Geschichte«, sage ich, nachdem die Alte geendet und wir einen Moment geschwiegen haben. »Ja, ich glaube, sie passt gut zu dem, was mich umtreibt. Nur, dass wir keine Gärtner haben, die uns in die Erde legen. Wir müssen es selbst tun.«

»Ja«, bestätigt die Alte, »das macht es ein bisschen schwieriger. Aber jetzt weißt du ja Bescheid.«

DIE IM REGEN TANZEN

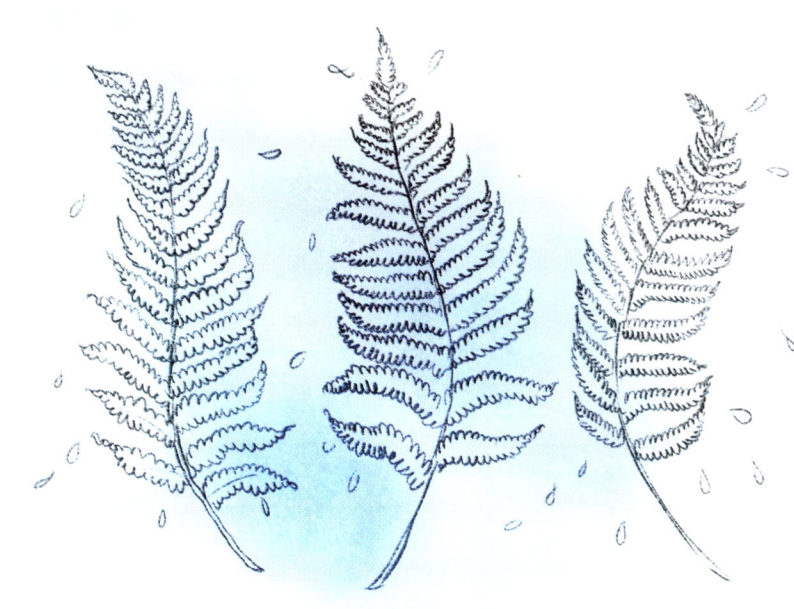

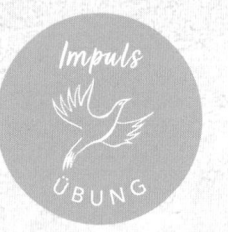

Beobachte deine Gefühle

Wusstest du, dass die meisten Gefühle, vor allem die belastenden, eigentlich Erinnerungen sind? Sie gehören nicht in die Gegenwart, sondern werden durch diese nur aktiviert. Eigentlich sind die meisten von ihnen alt und gehören in die Vergangenheit. Wenn du dir das bewusst machst, kannst du Abstand von deinen Gefühlen entwickeln, und sie belasten dich nicht mehr so sehr.

Dafür beobachte, welche Gefühle gerade in dir spürbar sind. Beobachte sie freundlich und ohne sie zu bewerten. Wie spürst du sie? Und woher kennst du sie? Wann in der Vergangenheit hattest du sie schon? Bleib dabei, beobachte, was sich verändert, und erlaube dir, darüber müde zu werden. Du wirst sehen: Morgen fühlt es sich schon ein bisschen leichter an!

Nicht nur das Wetter kann einem gewaltig auf die Nerven gehen! Aber heute ist es das Wetter. Es ist März, und seit Langem sehne ich mich nach etwas Wärme und Sonne, nach ein paar Frühlingstagen eben. Und was passiert? Es regnet ohne Unterlass! Schon seit Wochen.

Nein, das stimmt nicht. Ende Januar hat es geschneit, aber auch das war kein schöner Schnee. Ein zaghafter, matschiger Schnee, der schon ein paar Stunden später in dreckigen Haufen an den Straßenrändern lag oder kärgliche weiße Fleckchen auf die Rasenflächen malte.

Seither wochenlang dieser Regen. Auch heute. Von den Ästen der Bäume tropft es unermüdlich, ständig ist man nass, und ich weiß nicht, wie lange es her ist, dass mich ein Sonnenstrahl geweckt hat. Ich bin deprimiert und frustriert. Es reicht mir. Ich habe Lust auszuwandern, irgendwohin, wo die Sonne scheint, wo das Leben leicht ist und die Tage freudig dahinfließen.

Als ich ihr von meinem Frust erzähle, lächelt die Alte. Durch das Fenster sieht man den Garten, und auch der sieht noch sehr kläglich aus. Ein paar Krokusse blühen auf dem wintergrauen Rasen, aber sie sehen seltsam deplatziert aus zwischen all dem Braun und Grau.

»Ich kenne eine Geschichte, die dich interessieren könnte«, sagt die Alte, »soll ich sie dir erzählen?«

»Es war einmal vor langer Zeit mitten im Urwald ein Volk, das lebte zurückgezogen von der Welt. Niemand kam dorthin, wo diese Menschen lebten, und auch sie selbst zogen nicht fort von dort, wo sie waren. Sie hatten alles, was sie zum Leben brauchten: Gesundes Grün und vielerlei Früchte, nahrhafte Wurzeln, und wenn die Männer und Frauen auf die Jagd gingen, während die Alten und die Kinder das Feuer hüteten, gab es kurz darauf immer ein Festmahl.

Sie waren glücklich, sie liebten einander, und sie liebten es, zu singen und zu tanzen. Sie sangen fast immer: beim Sammeln von Pflanzen, beim Ausbessern ihrer Hütten, beim Wasserholen, beim Waschen am Fluss, wenn sie feierten, weil ein Kind geboren, sich ein Paar gefunden oder eine Seele zu den Ahnen gegangen war.

Aber eines war eigenartig: Sie tanzten nur, wenn es regnete. Wenn die Sonne durch die Blätter der Urwaldriesen strahlte, tanzten sie nie. Auch nicht, wenn der Himmel von Wolken verhangen war, aber keine Tropfen auf die Erde fielen. Nur, wenn die Wolken zu weinen begannen oder ihr Wasser wie aus Kübeln über dem Urwald ausgossen, strömten die Menschen mit nackten Füßen auf den kleinen Platz zwischen den

Hütten neben den alten Mammutbaum. Die Trommeln wurden geschlagen, die Stimmen erhoben sich zum Gesang, und der Boden begann unter den stampfenden Füßen zu beben. Die Körper der Menschen glänzten vom Wasser, es spritzte von den Haaren, wenn sich die Köpfe im Rhythmus bewegten, es tropfte von Schultern und Händen auf die Erde. Die Männer sangen im tiefen Rhythmus, die Frauen trillerten, die Kinder lachten. Alle Arbeit ruhte.

Nun kam eines Tages ein junger Missionar zu diesen Menschen im entlegenen Urwald. Er hatte sich verlaufen, sonst wäre er gar nicht so weit in den Dschungel gekommen. Er hatte keine gute Orientierung und war naiv gewesen, als er sich auf die Reise in den Urwald gemacht hatte, in der Hoffnung, die dort lebenden Wilden zu bekehren. Sie waren überall so glücklich und frei, dass er schnell den Eindruck gewonnen hatte, sie wüssten mehr über das Leben als jene, die einer Religion huldigten. Also hatte er sich damit begnügt, die fremden Völker demütig zu studieren, um etwas über ihr Glück zu lernen, das er für sich und die Menschen in seiner Welt nutzen könnte.

Nun hatte er schon seit Tagen keine Menschen mehr gesehen, und so war er sehr dankbar, aber auch etwas ängstlich, als er die ersten Hütten erblickte. Dankbar, weil sein hungriger

Magen Hoffnung auf etwas Essbares hatte, ängstlich, weil er nicht wusste, ob dieses Volk vielleicht gefährlich sei. Viele Missionare waren schon im Urwald verschwunden und nicht wieder aufgetaucht.

Als er aber auf den Platz kam, wurden alle seine Sorgen zerstreut. Die Menschen begrüßten ihn nicht nur freundlich, sondern auch neugierig, sie beäugten ihn interessiert, zogen an seinen hellen Haaren und musterten lange seine grünen Augen. Sie brachten ihm gekochte Wurzeln und Wasser, und er aß dankbar und hungrig. Nur verstehen konnte er die Menschen nicht und sie ihn ebenfalls nicht. Die Versuche in allen Sprachen, die er beherrschte, führten zu großem Gelächter.

War es Magie? War es Natur?
Und wollte er das wirklich wissen?

So saß er etwa eine gute Stunde auf einem Baumstumpf, als es zu regnen begann. Die Menschen riefen, andere strömten herbei, Trommeln wurden aus den Hütten geholt, ihm wurde eine Hand gereicht, er wurde auf die Füße gezogen, und schon hatte der Tanz begonnen. Unsicher stampften seine Füße, wurden dann aber immer mehr vom Takt mitgenommen und bewegten sich schon nach kurzer Zeit wie von selbst. Sein Hemd und seine Hose waren bald vom Regen getränkt, das Haar ebenfalls nass, und doch spürte er eine wilde Freude in seinem Herzen, wie er sie schon seit Langem nicht mehr gefühlt hatte. War es Magie? War es Natur? Und wollte er das wirklich wissen?

Es kam, wie es kommen musste: Schon an diesem Tag war der Missionar wie gebannt von den dunklen blitzenden Augen eines jungen Mädchens, und auch sie fand Gefallen an diesem jungen Mann, der so zart schien und gleichzeitig offen und fremd. Die beiden verliebten sich, und so blieb er einen Tag nach dem anderen bei diesem seltsamen Volk.

Immer wieder begann der Tanz von Neuem, wenn der Regen fiel, und immer wieder zog er alle in seinen Bann. Nirgendwo könnte das Leben schöner sein als hier, dachte der Missionar, lernte die essbaren Pflanzen kennen und wie man sie zubereitet, wie man Bienenstöcke findet und den kostbaren Honig stiehlt. Er versuchte es auch mit der Jagd, aber er war dazu nicht zu gebrauchen. Zu wenig gelang es ihm noch, sich lautlos im Urwald zu bewegen. Also beschäftigte er sich mit anderen Dingen und machte sich nützlich, wo er konnte. Und so lernte er auch immer besser die Sprache dieses besonderen Volkes, mehr und mehr verstand er, was sie taten und warum.

Nur das Tanzen im Regen … das gab ihm große Rätsel auf. Deshalb fragte er eines Abends seine Liebste danach, als sie gemeinsam am Feuer saßen, unter den rauschenden Wipfeln der Bäume inmitten der Geräusche des nächtlichen Waldes.

›Warum tanzen wir nur, wenn es regnet?‹, fragte er sie.

Und sie antwortete: ›Wenn die Sonne scheint, ist es sowieso schon schön. Dann ist es trocken, wir können gut jagen und all die Dinge tun, die getan werden müssen. Wenn es regnet, erhalten die Bäume und die Pflanzen Nahrung. Aber wir haben Zeit. Und weil die meisten von uns nicht so gern durch den Regen gehen, tanzen wir. So haben wir auch am Regen Freude, wir freuen uns auf ihn und feiern ihn, anstatt in unseren Hütten zu warten.‹

So beschloss der junge Mann, sein Missionarsdasein ein für alle Mal an den Nagel zu hängen und im Urwald zu bleiben, bei diesen wundervoll einfachen und doch so klugen Menschen. Und er lebte lange und glücklich, und er und seine Liebste bekamen viele Kinder. Und sie alle tanzen im Regen.«

DER ALTE MEISTER DER
KAMPFKUNST

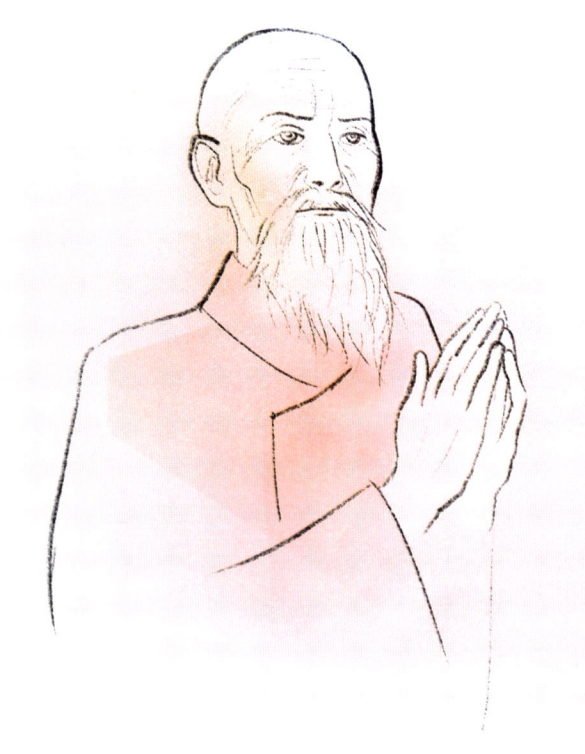

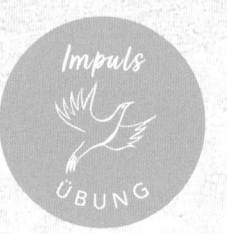

Frieden spüren ... und loslassen

Sicher gibt es Menschen, die dir Unrecht getan oder dich verletzt oder enttäuscht haben. Spürst du noch Wut oder Enttäuschung, wenn du an sie denkst? Rauben sie dir manchmal den Schlaf?

Dieses einfache Ritual hilft beim Loslassen: Stell dir einen dieser Menschen vor und sag ihm in deinen Gedanken: »Friede sei mit dir.« Sag es mehrmals, sag es immer wieder. Bis du spürst, dass es ruhiger wird.

Das ist Loslassen: aufhören, sich zu wünschen, jemand sei anders, als er ist oder war. Friede ist genau das.

ch verstehe einfach nicht, warum immer wieder Menschen so unfreundlich oder bösartig sind. Heute ist wieder so ein Tag. Der Mensch hinter mir an der Kasse im Supermarkt hat mich angeschnauzt, weil ich nicht sofort meinen Geldbeutel gefunden habe und er zehn Sekunden länger warten musste. Meine Kollegin hatte schlechte Laune und hat sie an mir ausgelassen. Ein Anrufer hat mich am Telefon beleidigt, weil ich das, was er wollte, nicht anbieten konnte. Ein Typ im Parkhaus hat mich beschimpft, weil ich da eingeparkt habe, wo wohl auch er hinwollte – obwohl ich schon blinkend auf den Parkplatz gewartet habe und er erst kam, als ich schon am Einparken war. Und so ist es den ganzen Tag weitergegangen. Wieso erlauben sich die Leute das? Schließlich habe ich keinem von ihnen was getan. Ich kann nichts für ihre schlechte Laune, aber ich muss darunter leiden. Irgendwann bin ich dann auch ausgerastet, wegen einer Kleinigkeit.

»Kennst du die Geschichte von dem alten Meister der Kampfkunst und seinem frechen Herausforderer?«, fragt mich die Alte. Ein Schälchen Himbeeren steht auf dem Tisch, frisch gepflückt vom Waldrand. Die Geschichte kenne ich nicht, also spitze ich die Ohren.

131

»Es war einmal ein alter Meister der Kampfkunst. Er hatte alles erreicht, was man erreichen konnte, und genoss großes Ansehen im ganzen Land. Weil er alt war und weise, hatte er sich in die Berge zurückgezogen, wo er mit einigen auserwählten Schülern lebte und sein Wissen an sie weitergab.

Es kam dazu, dass ein junger starker Kämpfer durchs Land zog. Er war verwegen und frech, forderte viele Männer zum Kampf und hatte schon viele besiegt zurückgelassen, um mit stolz erhobenem Haupt aus dem Ring zu gehen. Er trainierte von morgens bis abends, sein Körper bestand nur aus Muskeln, die er gern zeigte, und viele Mädchen schwärmten für ihn.

Eines Tages schickte er einen Boten zu dem alten Meister in den Bergen und forderte ihn zum Kampf. In seinem Brief stand: ›Es wird berichtet, du seist der beste Kämpfer aller Zeiten. Das sollte bewiesen werden, denn ich bin mir nicht sicher, ob ich nicht der bessere von uns beiden bin.‹

Allein diese Herausforderung zum Kampf war eine Frechheit. Nie zuvor hatte jemand so etwas gewagt. Und so rechnete auch niemand damit, dass der alte Meister annehmen würde. Doch genau das tat er. Er schrieb in feiner Handschrift den Namen eines Dorfes und das Datum des Kampfes und bat darum, schon bei Sonnenaufgang mit dem Kräftemessen zu beginnen. Dem stimmte der junge Kämpfer zu. So könnte er den restlichen Tag nutzen, um seinen Erfolg zu feiern und vielleicht mit einem der Mädchen aus dem Dorf im Heu zu verschwinden.

In Windeseile sprach sich herum, dass der alte Meister noch einmal kämpfen wolle, er, der schon seit Jahren keinen Kampf mehr bestritten hatte! Auch seine Schüler waren schockiert. ›Meister, du wirst unterliegen!‹, sorgten sie sich. ›Der andere trainiert täglich viele Stunden, du bist alt und aus der Übung.‹ Mit einer Handbewegung brachte er sie zum Schweigen. Und als der Tag kam, an dem der Kampf stattfinden sollte, ähnelte die Stimmung im Dorf einem Karneval, so viele Menschen waren gekommen, um den Kampf zu sehen. Schon vor Sonnenaufgang waren sie da.

Der Meister, dessen Schüler vom Rand des Platzes aus zuschauten, und sein junger Herausforderer betraten den Platz. Der Herausforderer mit nacktem Oberkörper, der alte Meister in einer verschlissenen Tunika, beide barfuß. ›Komm!‹, rief der Herausforderer. ›All diese Leute sind gekommen, um zu sehen, was du kannst!‹ Der alte Meister der Kampfkunst lächelte und verneigte sich.

Der Herausforderer begann, auf der Stelle zu hüpfen, machte den ein oder anderen Ausfallschritt, immer näher an den alten Meister heran. Der stand ruhig und schaute. Da rief sein Herausforderer: ›Bist du etwa eingerostet? Wenn du möchtest, warten wir noch zwei Stunden mit dem Kampf, bis die Sonne deine alten Knochen gewärmt hat.‹ Ein Raunen ging durch die Zuschauer, und die Schüler des alten Meisters wurden nervös. ›Meister, lass dir das nicht gefallen!‹, rief einer. Doch der Meister gebot ihm zu schweigen, lächelte und verneigte sich.

So ging es lange weiter. Der Herausforderer, strotzend vor Kraft, tänzelte, griff an, der alte Meister wich mit einer kleinen Bewegung aus, aber er griff kein einziges Mal an. Weil klar schien, dass sich der Kampf hinziehen könnte, holten sich ein paar der Zuschauer etwas zu essen und begannen zu tratschen. Die Schüler des alten Meisters konnten kaum mehr an sich halten. Bei jeder Frechheit, die der junge Kämpfer ihrem Meister entgegenrief, ärgerten sie sich mehr, und einer rief: ›Meister, du musst dir das nicht antun. Du hast alles gewonnen und alles bewiesen. Ein Wort von dir, und wir verprügeln diesen Unverschämten.‹ Abermals gebot der Meister seinen Schülern zu schweigen, lächelte und verneigte sich.

Ob der alte Meister wohl dement geworden ist, fragten sich einige Zuschauer. Niemand konnte verstehen, warum er, der immer ein fantastischer Kämpfer gewesen war, den frechen Herausforderer nicht einfach niederstreckte. Oder hatte er wirklich seine Kunst verloren und war nur noch ein alter Mann, der sich überschätzte?

Die Sonne stand schon hoch am Himmel, die Angriffe des Herausforderers wurden zahlreicher und aggressiver, der alte Meister wich aus, und so verging die Zeit. ›Wenn dein Fleisch zu schwach ist zum Kämpfen, können wir aufhören‹, rief der Junge lachend und siegesgewiss. Doch der Alte lächelte nur und verneigte sich.

Der Nachmittag verging, Hohn und Spott prasselten auf den alten Meister nieder, und jeder der Anwesenden rechnete damit, dass er vom nächsten Schlag niedergestreckt würde. Doch er wich aus, und immer wieder lächelte er und verneigte sich. Seine Schüler mussten sich gegenseitig festhalten, um nicht auf den Platz zu rennen und sich auf den unverschämten Kämpfer zu stürzen.

Die Essensverkäufer machten glänzende Geschäfte, denn der Kampf zog sich in den Nachmittag und dauerte noch, als sich die Sonne anschickte, hinter dem Horizont zu verschwinden. ›Kein einziger Schlag an einem ganzen langen Tag!‹, höhnte der Herausforderer und lachte schallend, während er selbst wieder angriff und der Alte auswich, lächelte und sich verneigte. Da brach plötzlich der junge Kämpfer entkräftet zusammen. Er hatte über den langen Tag seine gesamte Energie verbraucht. Der Alte schaute auf ihn, wie er am Boden lag, lächelte und verneigte sich.

Als der junge Kämpfer vom Platz getragen wurde, stürzten die Schüler zu ihrem Meister und redeten auf ihn ein. ›Meister, was hast du getan! Wie konntest du dir das nur gefallen lassen! Was für eine Schmach! Wie konntest du nur zulassen, dass dich dieser Unverschämte so beleidigt? Ein Angriff, und du hättest ihn besiegt.‹

Der Meister gebot ihnen zu schweigen. ›Habe ich das denn nicht? Ihn besiegt?‹, sprach er. ›Ihr seid gute Kämpfer. Ihr beherrscht euren Körper, nutzt Kraft und Schnelligkeit und wisst, wie ihr einen Gegner im Kampf besiegt. Aber eine Lektion müsst ihr noch lernen: Wenn euch jemand etwas gibt und ihr nehmt es nicht: Wem gehört es dann?‹«

Ich lasse den letzten Satz in mich einsickern. Wenn dir jemand etwas gibt und du nimmst es nicht: Wem gehört es dann? Dann lache ich. Ist es wirklich so einfach? Die Himbeeren schmecken plötzlich doppelt so gut!

DIE ALTE

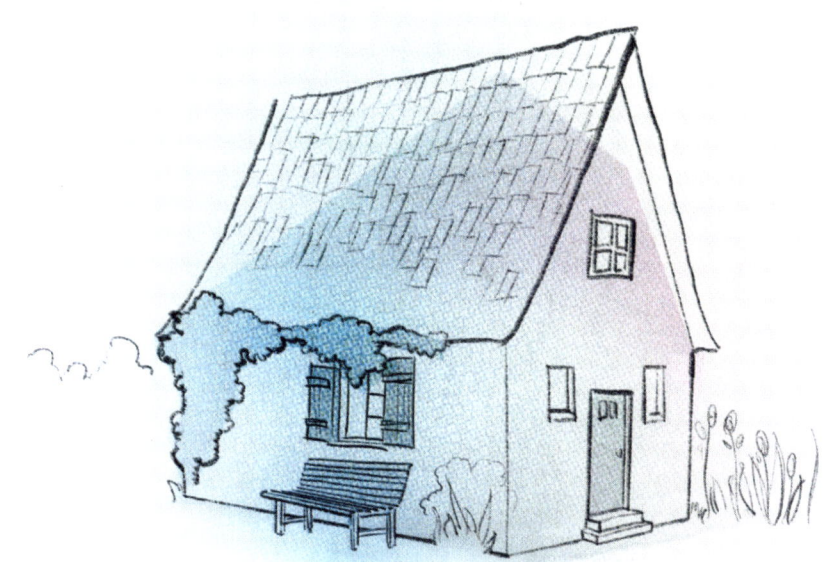

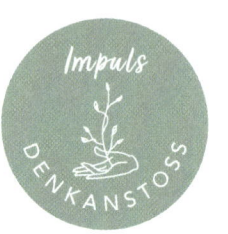

Stell dir eine Frage

Stell dir in jeder schwierigen Situation eine Frage:
Was würde **der mutigste**, liebevollste und
stärkste Teil meiner Persönlichkeit jetzt tun?
Warte auf die Antwort. Und dann tu es.

Vielleicht gibt es die Alte wirklich. Vielleicht wohnt sie in einem verwunschenen Häuschen irgendwo am Waldrand mit einem Holzherd in der Küche und Kräutern, Rosen und Gemüse in einem üppigen, natürlichen Garten. Ich hatte das Glück, in meinem Leben immer wieder weisen Menschen zu begegnen, ihren Rat zu hören und von ihnen zu lernen. Für sie alle und alle anderen ihrer Art, die ich nicht kennengelernt habe, steht die Alte.

Es gibt Weisheit überall auf der Welt, sie wird weitergetragen von einem Menschen zum anderen. Und das tiefe Wissen um die menschliche Seele, die sich immer noch nur in Bruchteilen wissenschaftlich erforschen lässt, wird auch heute lebendig gehalten. Ich möchte dich einladen, in deinem Alltag nach den weisen Menschen Ausschau zu halten. Ihre Gegenwart tut gut, sie bereichert tief, und sie lässt uns vieles spüren, was in der Hektik unserer Zeit häufig nicht mehr sichtbar ist. Sie helfen uns dabei, die Füße auf der Erde zu behalten, den Atem zu spüren und mit uns selbst in Verbindung zu kommen.

Danke

Wem gilt es zu danken, wenn man Geschichten erzählt? Der Menschenfamilie, in der man sich seit Jahrtausenden Geschichten erzählt? Jenen Reisenden, die abends am Feuer ihre Geschichten austauschten? Den alten Weisen, die schon früh verstanden haben, dass eine Geschichte oft viel Tieferes bewirkt als ein kluger Rat? Sie sind so viele…

Von meinen Lehrern habe ich gelernt, wie Worte wirken und magische Kräfte entfalten können. Agnes, Wolf und Jeanne möchte ich besonders erwähnen, sie stehen auch für viele andere.

Und natürlich danke ich den Menschen, die sich mir in den letzten fünfundzwanzig Jahren anvertraut haben. Viele von ihnen haben Anlass zu einer Geschichte gegeben. Ihr wart und seid immer noch große Lehrmeister für mich.

Und ein großer Dank an alle Kolleginnen und Kollegen, die ihre Geschichten immer wieder teilen und weitergeben!

Auch meine Kinder haben mich inspiriert. An vielen Sonntagen sind sie morgens in mein Bett gekrabbelt, und wir haben zusammen Geschichten erfunden: Jedes Kind steuerte ein Wort bei, das in der Geschichte vorkommen muss, und ich erfand eine Geschichte. Wir haben viel gelacht und uns manches Mal gegruselt.

Zuletzt danke ich Belén und Damian, die mir im Januar 2022 ihre Tür in Barcelona geöffnet haben, damit ich in meiner Lieblingsstadt schreiben kann. Danke euch beiden. Ihr habt mich mit offenen Herzen empfangen, an eurem Leben teilhaben lassen, mich in die Kunst des Mateteetrinkens eingeführt, und ihr habt einen wichtigen Anteil an diesem Buch.

Auch jenen, die im Hintergrund wirken, möchte ich ein großes Danke sagen. Meiner Agentin Christine Härle. Du hast wieder einen wunderbaren Job gemacht. Anja Schmidt und Ulrich Ehrlenspiel von Gräfe und Unzer, mit denen gemeinsam die Idee zu diesem Buch entstand. Clea von Ammon, die es begleitet hat, und meiner Lektorin Diane Zilliges, die das Manuskript noch besser gemacht hat. Alle Patzer, die noch übrig sind, gehen ganz auf meine Kappe.

Bücher zum Weiterlesen

Bucay, Jorge: Komm, ich erzähl dir eine Geschichte. Fischer, 1999.

Brüder Grimm: Kinder- und Hausmärchen. Nikol, 2021.

Kaiser-Rekkas, Agnes (Hrsg.): Wie man ein Krokodil fängt, ohne es zu verletzen; Innovative Hypnotherapie. Carl-Auer, 2009.

Peseschkian, Nossrat: Wenn du willst, was du noch nie hattest, dann tu, was du noch nie getan hast; Geschichten und Lebensweisheiten. Herder Spektrum, 2002.

Precht, Anke: Gedanken für den Mülleimer. Gräfe und Unzer, 2021.

Precht, Anke: Wie strick ich mir ein dickes Fell? Das Workbook für Frauen. Trias, 2020.

MEHR ENERGIE,
MEHR WOHLBEFINDEN!

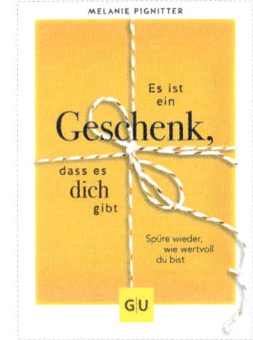

ISBN 978-3-8338-8233-3

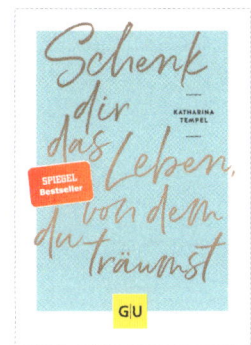

ISBN 978-3-8338-8020-9

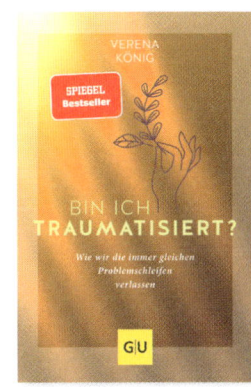

ISBN 978-3-8338-7835-0

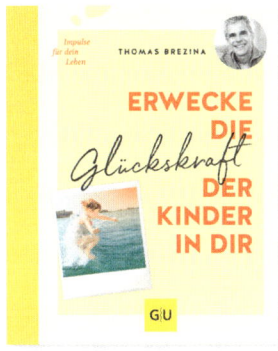

ISBN 978-3-8338-8325-5

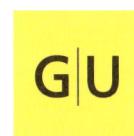 Alle hier vorgestellten Bücher sind auch als eBook erhältlich.

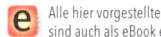

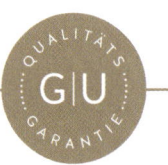

LIEBE LESERINNEN UND LESER,

wir wollen Ihnen mit diesem Buch Informationen und Anregungen geben, um Ihnen das Leben zu erleichtern oder Sie zu inspirieren, Neues auszuprobieren. Wir achten bei der Erstellung unserer Bücher auf Aktualität und stellen höchste Ansprüche an Inhalt und Gestaltung. Alle Anleitungen und Rezepte werden von unseren Autoren, jeweils Experten auf ihren Gebieten, gewissenhaft erstellt und von unseren Redakteur*innen mit größter Sorgfalt ausgewählt und geprüft.

Haben wir Ihre Erwartungen erfüllt? Sind Sie mit diesem Buch und seinen Inhalten zufrieden? Wir freuen uns auf Ihre Rückmeldung. Und wir freuen uns, wenn Sie diesen Titel weiterempfehlen, in Ihrem Freundeskreis oder bei Ihrem Online-Kauf.

Sollten wir Ihre Erwartungen so gar nicht erfüllt haben, tauschen wir Ihnen Ihr Buch jederzeit gegen ein gleichwertiges zum gleichen oder ähnlichen Thema um.

KONTAKT ZUM LESERSERVICE

GRÄFE UND UNZER VERLAG
Grillparzerstraße 12
81675 München
www.gu.de

Impressum

© 2022 GRÄFE UND UNZER VERLAG GmbH, Postfach 860366, 81630 München

GU ist eine eingetragene Marke der GRÄFE UND UNZER VERLAG GmbH, www.gu.de

ISBN 978-3-8338-8502-0
1. Auflage 2022

Projektleitung:
Clea von Ammon
Lektorat: Diane Zilliges
Bildredaktion:
Nele Schneidewind
Umschlaggestaltung und Layout:
ki36, Editorial Design, München
Herstellung:
Susanne Fuhrmann
Satz: Uhl + Massopust, Aalen
Repro: Longo AG, Bozen
Druck & Bindung:
DZS Grafik, Slowenien

Bildnachweis

Cover: ki36, Editorial Design, München und Shutterstock; Illustrationen im Innenteil: Claudia Klein; www.claudiaklein.net

Syndication: www.seasons.agency

Wichtiger Hinweis

GRÄFE UND UNZER

Ein Unternehmen der
GANSKE VERLAGSGRUPPE